Fundamente des Gesundbleibens

Verfasser: Milly und Paul Schaub   Textbearbeitung: Milly Schaub

Wenn jemand
Gesundheit sucht,
frage erst, ob er bereit sei,
künftighin die Ursachen der
Krankheit zu meiden,
erst dann darfst du
ihm helfen.

Sokrates

ISBN   3 907547 01 2
Copyright   1982 by Verlag Pro Salute, 6. Auflage November 1987

Zusammenfassung der in 5 Auflagen erschienenen Dokumentationen:
    Warum kohlenhydrat- und säurearme Ernährung?
    Ernährung + Verdauung = Gesundheit
    Gesunde Tiere — Gesunde Menschen (nur eine Auflage)
Überarbeitete und erweiterte Fassung

Erarbeitet im Institut für natürliche Behandlungsmethoden, Ernährungs- und Gesundheitsberatung. Inhaber: Milly und Paul Schaub

Post-Adresse: Verlag Pro Salute, Institut Schaub, Im Wyl 18, 8055 Zürich, Tel. 01/463 19 14

Druck: Hans Beusch, 8952 Schlieren

Inhaltsverzeichnis auf den letzten Seiten.

Vorwort

In den letzten 50 Jahren hat man der Bevölkerung die Roh- und Vollwertkost, die Körner-, Leinsamen- und Kleiebrote, die Getreideflocken und Vollkorn-Teigwaren, die Sojaprodukte, den Joghurt und Quark, die Buttermilch und Molke, die kaltgepressten Öle und Diätmargarinen, das teure Distelöl, die Orangen, Zitronen, Grapefruits und deren Säfte, den Süssmost und Traubensaft, Sauerkraut- und Gemüsesäfte, Essigwasser mit Honig und vieles mehr mit viel Mühe schmackhaft gemacht. Das Birchermüesli ist zum Volksgericht geworden; die Kruska nach Waerland, der Leinölquark nach Dr. Budwig, die milchsauren Gemüse und Getreidegerichte nach Dr. Kull, die Trennkost, die makrobiotische Diät usw. sind gesundheitsorientierten Menschen ebenfalls vertraute Begriffe.

Nachdem nun jeder gesundheitsbewusste Mensch in unseren Breitengraden vom hohen Wert der neuzeitlichen Ernährungsmethoden überzeugt ist, erscheint "Fundamente des Gesundbleibens" mit völlig neuen Richtlinien. Dieses Konzept einer kohlenhydrat-, säure- und ballastarmen Ernährung stellt die bekannten Gesundkost-Thesen in Frage. Der Leser ist irritiert, vielleicht sogar schockiert. Was soll er davon halten? "Eine Kostform ohne Getreide, ohne Sauermilchprodukte, ohne die vitaminreichen Zitrusfrüchte und -Säfte muss unweigerlich zu Mangelerscheinungen führen. Der vermehrte Genuss von Käse, Butter, Rahm, Eier, Fleisch und Fisch birgt die Gefahr von Gesundheitsschädigungen." So etwa tönt es aus Kreisen von Ernährungsfachleuten.

Für den Laien ist es fast unmöglich, sich im Dschungel der Gesundkost-Theorien noch zurechtzufinden. Es existiert wohl kaum ein Nahrungsmittel, das nicht schon irgendwann als lebensnotwendig, als Heilmittel und auch schon als schädlich bezeichnet wurde. Die Ernährungswissenschaft selbst ist sich in vielen Fragen nicht einig und muss ihre Thesen des öftern revidieren.

Wir sind selbst über mehrere Jahrzehnte durch das ganze Labyrinth der Ernährungslehren gegangen; haben gesucht, geforscht und experimentiert. Auf vielen Um- und Irrwegen haben wir Erfahrungen gesammelt, ein umfangreiches Beobachtungsmaterial zusammengetragen und uns grundlegende Kenntnisse erworben. Eine Übersicht über diese Forschungsarbeit und Einzelheiten aus unserem Erfahrungsweg sind in den nachfolgenden Kapiteln und in unserer Informationsschrift "Ist Gesundheit machbar?" aufgezeichnet.

Aus den erarbeiteten Grundlagen bauten wir die kohlenhydrat- und säurearme Ernährung auf, wie sie in diesem Buch ausführlich beschrieben ist. Bald einmal zeigte sich, dass mit diesem Kostsystem das Befinden, das Aussehen und die Figur sich in kurzer Zeit wesentlich verbessern können. Dies auch in Fällen, wo Bemühungen mit der allgemein bekannten gesunden Lebensweise keine entsprechenden Ergebnisse gebracht hatten. Nicht nur die verschiedenen Formen von Rheuma-, Knochen- und Gelenkleiden, sondern ebenso sehr viele andere gesundheitliche Störungen, Unpässlichkeiten und auch Übergewicht können erfolgreich angegangen werden.

Um einen Überblick über den Wirkungsbereich der "Schaub-Kost" zu geben, sind nachfolgend einige aus zahlreichen Zuschriften und aus der Praxis ausgewählte Berichte aufgezeichnet. Die zum Teil aufsehenerregenden Resultate dieses Ernährungs- und Gesundheitskonzepts überschauend, dürfen wir heute sagen:

<u>Wir haben mehr gefunden als erwartet.</u>

Mit Dankbarkeit für die uns zugekommenen Erkenntnisse lassen wir die 6. Auflage dieses Buches und damit die 11. Auflage unserer Veröffentlichungen über Ernährung erscheinen. Möge es den Menschen, die dafür zugänglich und auch willens sind, eine Eigenleistung für die Erhaltung und Verbesserung ihres Gesundheitszustandes zu erbringen, ein Wegweiser sein.

Zürich, den 3. November 1987   Milly Schaub

ERNÄHRUNG ALS HEILFAKTOR

ERFAHRUNGEN AUS DER PRAXIS

Aussagen von Patienten:

"Vor 6 Jahren bekam ich Schmerzen im rechten Hüftgelenk. Diese quälten mich nicht nur tagsüber bei meiner Arbeit als Landwirt; sie liessen mir auch in der Nacht keine Ruhe. Der Röntgenbefund ergab eine Coxarthrose. Mein Arzt verordnete physikalische Therapie, um den Zustand erträglich zu halten; mit meinen erst 50 Jahren sei es zu früh für eine Operation.

Ich wandte mich an das Institut Schaub. Herr Schaub riet mir, die kohlenhydrat- und säurearme Ernährung einzuhalten, diese helfe mehr als die Behandlungen.

Um meine Hüfte zu schonen, überliess ich während drei Monaten die schwere Arbeit meinem Sohn. In dieser Zeit wurden die Beschwerden bei Einhaltung dieser Kost um zwei Drittel besser. Dann kam die strenge Jahreszeit für uns Bauern und ich musste wieder richtig zupacken. Der Heilungsprozess verlangsamte sich dadurch etwas, doch war ich nach weiteren 3 Monaten trotzdem vollständig beschwerdefrei. Ich konnte wieder tonnenweise 50 Kilo schwere Säcke auf- und abladen und kann es heute noch ohne Schmerzen. Im Spätherbst des gleichen Jahres machte ich eine Bergtour. Bei dem sehr steilen Abstieg spürte ich lediglich eine gewisse Ermüdung in dem betreffenden Gelenk, jedoch keine Schmerzen. Durch die Ernährungsumstellung habe ich nebenbei und ohne zu hungern auch 15 Kilo abgenommen."

"Unsere Elisabeth erkrankte mit 1 1/2 Jahren an Polyarthritis. Sie konnte nie richtig gehen, schon gar nicht springen oder hüpfen und hatte wegen den Schmerzen und Deformationen auch Mühe, das Essbesteck zu halten. Als sie 6 Jahre alt war, kamen wir zu Frau Schaub zur Beratung. Durch die Ernährungsumstellung besserte sich der Zustand der Kleinen in 4 Wochen so sehr, dass sie den Weg zum Kindergarten, zu welchem sie vorher fast 20 Minuten benötigte, in 5 Minuten zurücklegte. Die Blutsenkung wurde besser und die Medikation konnte eingestellt werden.

Heute, nach 3 Jahren, ist Elisabeth ganz beschwerdefrei, die Laborresultate sind normal. Zurückgeblieben sind leichte Bewegungseinschränkungen durch die bereits bestehenden Gelenkdeformationen. Anlässlich eines Ferienkurses im Sommer 1981 hüpfte unser Kind in Anwesenheit von Herrn und Frau Schaub beim Seilspringen auf einem Bein 29mal, um uns zu zeigen, wie gut es ihr geht.

Um unserem Töchterchen das Einhalten des Speiseplanes zu erleichtern, begann ich ebenfalls "Schaub-Kost" zu essen mit dem (unerwarteten) Resultat, dass ich seither keinen Heuschnupfen mehr habe und die Gebärmutterentzündung, wegen welcher ich während 15 Jahren immer wieder den Frauenarzt aufgesucht hatte, vollständig verschwunden ist."

"Ich sah mich bereits in wenigen Jahren im Rollstuhl. Trotz ärztlicher Betreuung mit vielen Medikamenten und Spritzen wurde mein Leiden – chronische Polyarthritis – zunehmend schlimmer. In meiner Ausweglosigkeit kam ich zu Herrn P. Schaub. Ich hielt gewissenhaft seine Ernährungsanweisungen ein und bin nun nach 7 Monaten beschwerdefrei. Alle Schwellungen an den Gelenken sind verschwunden. Die Bewegungsfreiheit ist wieder weitgehend hergestellt. Ohne Schmerzen darf ich wieder arbeiten, treppensteigen, wandern und schlafen. Ich hoffe so sehr, dass diese Ernährungsweise bald allgemein anerkannt wird und man infolgedessen niemandem mehr sagen wird, Polyarthritis wäre unheilbar."

Während mehreren Jahren litt ich an Kreuzschmerzen und Ischias und suchte deshalb mehrere Ärzte und einen Professor auf. Ich wurde mit Medikamenten, Spritzen, Wärmeanwendungen, Massagen, Wassergymnastik, Eiswickeln und Streckbett behandelt, war 4 Wochen im Spital, 3 Wochen in Leukerbad und für Abklärungen in der Orthopäd. Klinik Balgrist. Dazu kamen eine Anzahl Behandlungen beim Chiropraktiker und bei einem Spezialarzt für Akupunktur. Alle diese Massnahmen brachten immer nur vorübergehend Linderung. Oft war ich monatelang arbeitsunfähig, und ich befasste mich bereits mit dem Gedanken der vorzeitigen Pensionierung (ich bin Gemeindekrankenschwester). Durch einen Vortrag kam ich auf die Schaub-Methode. Mit dem Einhalten des Kostprogramms, einer Anzahl Wärme/Massagebehandlungen und einer Einführung in die Gesundheitsgymnastik und Atem-Lösungsschule durch Herrn und Frau Schaub bin ich heute ohne Beschwerden und voll arbeitsfähig.

"Haben Sie mir einen Schraubenzieher, um mein Stahl-Stützkorsett aufzuschrauben," sagte der 17jährige K.F., als er wegen seiner Scheuermann'schen Krankheit zu mir zur Behandlung kam. Sein Ausdruck war mutlos und resigniert. – Welch trauriges Bild eines Siebzehnjährigen. Die Rückenmuskulatur war infolge der durch das Stützkorsett bedingten Bewegungsbehinderung ausgesprochen schwach, der Atem sehr flach. Ausser Schwimmen wagte der junge Mann keinerlei Sport zu betreiben, da die Gefahr von Knochenbrüchen (infolge Porosierung) zu gross gewesen wäre.

Der Junge hat nach genauem Einhalten unserer Ernährungsanweisung und nach einer Anzahl Rückenbehandlungen sein Stützkorsett für immer abgelegt, statt es, wie vorgesehen, dem Wachstum entsprechend zu erneuern. Nach drei Jahren stellte er sich zur Fliegerrekrutenschule und kam wegen seiner Tüchtigkeit und sportlichen Verfassung in die engste Wahl als Militärpilot. Bei der ärztlichen Untersuchung mit Röntgenaufnahmen wurden jedoch die durch die Scheuermann'sche Krankheit verursachten Wirbelveränderungen festgestellt. (Diese Veränderungen sind im Röntgenbild bis ins hohe Alter sichtbar.) Es traf den jungen tüchtigen Mann hart, dass er trotz seines nunmehr kräftigen Körperbaues und seiner vollständigen Beschwerdefreiheit nicht Flieger werden konnte, sondern seine Rekrutenschule bei den Bodentruppen machen musste.

Eine beträchtliche Zahl von solchen Erfahrungsberichten und Zeugnissen stützen heute die Theorie der kohlenhydrat- und säurearmen Ernährung.

Ernährungstheorien und Gesundheitszustand

In den letzten 50 Jahren sind die verschiedensten Ernährungstheorien entwickelt worden. Durch immer neue Forschungsergebnisse wurden und werden jedoch manche derselben jeweils wieder in Frage gestellt. Die praktischen Ergebnisse dieser Kostsysteme waren bis anhin wenig ermutigend. Wie und an was soll sich der heutige Mensch da noch orientieren?

Was sollen wir essen, um gesund zu bleiben? Wie sollen die Kinder ernährt werden, damit sie zu allen notwendigen Aufbaustoffen kommen? Wie wir in unserer langjährigen Berufsarbeit als Physiotherapeuten und Krankenpfleger beobachtet und in der eigenen Familie erfahren haben, bewahren auch die neuzeitlichen Ernährungsformen nicht vor Krankheiten und Abnützungserscheinungen.

Der allgemeine Gesundheitszustand unserer zum Teil noch sehr jungen Bevölkerung gibt Anlass zu grösster Sorge.

Eine von der neurochirurgischen Universitätsklinik im Sommer 1971 durchgeführte Befragung unter den Berufsschülerinnen der Handelsschule des kaufmännischen Vereins Zürich hat ergeben, dass 52,4 % der insgesamt 1757 befragten 15-23Jährigen während ihrer Lehrzeit an Rückenbeschwerden litten.

Die Hälfte von ihnen befand sich deswegen in ärztlicher Behandlung. Beunruhigend an dieser Feststellung ist die Tatsache, dass die meisten dieser jungen Töchter in späteren Jahren Rückenbeschwerde-Patienten sein werden und nur unter dauernder Schonung und symptomatischer Schmerzbehandlung erträglich leben können, sofern nicht neue Erkenntnisse auf diesem Gebiet eine Wendung bringen.

Dass wir die schweren Degenerations- und Zerfallserscheinungen an den Knochen der Jugendlichen (Scheuermann'sche Krankheit) und auch bei 90 % derselben die Zahnkaries hinnehmen müssen, dass wir die Veränderungen und das Sprödewerden der Knochen (Arthrosen, Osteoporosen) beim älter werdenden Menschen einfach als "Alterserscheinung" bezeichnen, zeigt den begrenzten Stand unseres Wissens inbezug auf die Körpersubstanz.

Ein Blick hinüber ins Tierreich, zu den in der Natur frei lebenden Tieren zeigt uns, dass es dies dort nicht gibt. Bei unseren Haustieren hingegen sind ebenfalls Anzeichen eines fragwürdigen Gesundheitszustandes der Knochen festzustellen. Diese Realität überblickend, wird man unwillkürlich mit der Frage konfrontiert, warum wohl der Mensch — die Krone der Schöpfung mit seinem grossen Wissen und Können — in einem solchen Krankheitselend lebt? Und dies in einer Zeit der Vitalstoffkongresse, der chemisch-analytischen Nahrungsmittelforschung, auf deren Fortschritte wir so stolz sind.

Unsere Forschung eilt von Erkenntnis zu Erkenntnis, doch bei jedem Forschungergebnis öffnet sich eine neue Welt des noch nicht Erkannten. Endlos erscheint der analytische Weg, immer breiter, aufgeteilter, komplizierter werdend und letztendlich schwer im Zusammenhang zu halten.

Angesichts der Tatsache, dass die Herz-Kreislaufkrankheiten mit über 40 % als Todesursache von Jahr zu Jahr ihre Opfer fordern, dass die Zuckerkrankheit (Diabetes) beständig ansteigt und sich besonders unter den älteren Menschen stark verbreitet, dass die Krebserkrankungen mit 20 % als Todesursache das Schreckgespenst der Menschheit sind und dass Rheuma als die teuerste Krankheit der Welt bezeichnet werden muss, ist man inbezug auf die wissenschaftliche Forschung versucht, mit Goethe zu sagen:

"Wer will was Lebendiges erkennen und beschreiben, sucht erst den Geist herauszutreiben. Dann hat er die Teile in seiner Hand, fehlt leider nur das geistige Band."

DIE MENSCHLICHE LEBENSERWARTUNG UND IHRE BEZIEHUNG ZUR ERNÄHRUNG

Das menschliche Leben ist sehr kurz. Während Tiere etwa sechsmal solange leben wie ihre Wachstumszeit dauert, wird der Mensch nur ungefähr drei- bis viermal so alt, wie seine Entwicklung währt. Im Vergleich mit Tieren müsste der Mensch 130—150 Jahre alt werden können. Das Alter Methusalems wäre demnach nicht einmal mehr so utopisch.

Grundsätzlich geht es freilich weniger darum, ein hohes Alter zu erreichen, als vielmehr um die Zielsetzung, dass der Mensch die Zeit, die er lebt, gesund und bei bestem Wohlbefinden verbringen darf. Er sollte den Tod als geistige Wandlung bewusst erleben können, statt durch chronische Leiden bis ans bittere Ende dahinzuvegetieren und mit krankheits- oder medikamentenbedingter Bewusstseinstrübung von dieser Erde zu gehen.

Die Beeinträchtigung der Arbeits- und Leistungsfähigkeit, der körperlichen und geistigen Beweglichkeit und somit auch der Lebensfreude durch Beschwerden, Krankheiten und Zerfallserscheinungen ist unnatürlich und unphysiologisch. Zudem ist das Krankheitsproblem und die krankheitsbedingte Invalidität nicht nur ein grosses menschliches, sondern ebensosehr ein schwerwiegendes finanzielles, soziales und volkswirtschaftliches Problem.

Die Kostenexplosion im Krankenwesen hat das tragbare Mass bereits überschritten. Gegenwärtig werden in der Schweiz jährlich 12 Milliarden Franken für das sogenannte Gesundheitswesen aufgewendet, wobei aber nur etwa 2 % für die Präventivmedizin und 98 % für die Behandlung von Krankheiten bestimmt sind. Nicht mit eingerechnet sind dabei die privaten Auslagen für Zahnbehandlungen, für von den Krankenkassen nicht bezahlte andere Behandlungen und Kuraufenthalte und die vielen kleinen Beträge für Schmerz-, Schlaf-, Beruhigungs-, Stärkungs- und Naturheilmittel, die der einzelne Bürger aus der eigenen Tasche bezahlt. Und nicht einbezogen sind auch die wirtschaftlichen Ausfälle und die finanziellen Leistungen der Arbeitgeber bei krankheitsbedingter verminderter Leistungsfähigkeit und Arbeitsunfähigkeit. Diese statistisch kaum erfassbaren Aufwendungen dürften schätzungsweise weitere 5 Milliarden ausmachen.

Das Kranksein kostet unser Volk somit ca. 18 Milliarden Franken pro Jahr und dies für
6 Millionen Einwohner. Umgerechnet sind das pro Person 3000 Franken. Das heisst, dass
z.B. eine fünfköpfige Familie (Vater, Mutter, drei Kinder) in einem Jahr 15 000 Franken
allein für das Krankheitsgeschehen in unserem Lande erbringen muss. Die Beträge sind nicht
nur in den Krankenversicherungsprämien, sondern in den Steuern, in den Lebensmitteln, in
jedem Bedarfsartikel und Kleidungsstück, in den hohen Wohnungsmieten und in den gesamten, ständig steigenden Lebenskosten einkalkuliert.

Allein durch die rheumatischen Erkrankungen fallen in der Schweiz pro Jahr sieben Millionen Arbeitstage aus. Das entspricht einer Jahresleistung von 28 000 Arbeitern. Ärzte und
Spitäler behandeln jährlich über eine Million Rheumakranke. Dabei wird öffentlich zugegeben, dass Rheuma eine in ihrer Schwere unterschätzte, heimtückische, weil noch zu wenig
durchschaubare Krankheit sei.

Dass dabei von medizinischer Seite erklärt wird, die Ernährung habe keinen Einfluss auf die
verschiedenen rheumatischen Krankheiten, ist unverständlich. Richtiger wäre es wohl zu
sagen, dass dieses Gebiet von der Medizin bis heute zu wenig erforscht wurde. Sowohl der
weitgehend durch Stoffwechselverschlackung und Übersäuerung bedingte Muskelrheumatis-
mus, der Hexenschuss, Ischias und die Neuritis, wie auch die durch Substanzverlust (Kalk-
und Eiweissmangel) verursachten rheumatischen Knochen- und Gelenkerkrankungen;
Arthrosen, Arthritis, Polyarthritis, Spondylitis, Discopathie (Bandscheibenzerfall), die
Osteoporosen (brüchigwerden der Knochen) und der Morbus Scheuermann und Bechterew
stehen in direktem Zusammenhang mit der Ernährung.

Zu dieser Überzeugung gelangten wir durch jahrzehntelange Beobachtungen und Erfahrungen in unserer täglichen Arbeit an Tausenden von Menschen. Dass wir in dieser Hinsicht auf
der richtigen Fährte sind, bestätigen uns heute eine grosse Zahl von dankbaren Patienten,
von welchen einige Berichte und Zeugnisse in dieser Schrift aufgeführt sind.

Auf der Suche nach den Ursachen des unbefriedigenden Gesundheitszustandes vieler Menschen sind wir auf bedeutungsvolle, jedoch bis heute der Wissenschaft offensichtlich wenig
bekannte Forschungsergebnisse einiger Ärzte und Chemiker gestossen. Die Ausführungen
dieser Kapazitäten haben unsere Beobachtungen bestätigt und theoretisch begründet. Sie
sind uns wegweisend geworden für weitere Studien und für eine empirisch-experimentelle
Ernährungsforschung.

Ernährung + Verdauung = Gesundheit

Der Wiener Spezialist für Verdauungskrankheiten, Dr. med. F.X. Mayr, hat in 60jähriger Forschungsarbeit den unumstösslichen Beweis erbracht, dass der Mensch nicht von dem lebt, was er isst, sondern von dem, was er verdauen kann (siehe Literaturangabe). Der gesundheitliche Wert einer Nahrung wird somit weitgehendst vom Zustand und der Leistungskapazität der Verdauungsorgane mitbestimmt.

Die Verdauungskraft ist aber von Mensch zu Mensch verschieden. Was für den einen bekömmlich sein mag, überfordert vielleicht den nächsten. Überdies ist auch die Verdauungsleistung von gesunden Personen nicht konstant. Mangel an Bewegung und frischer Luft, Müdigkeit, nervöse Überbeanspruchung und auch seelische Belastungen vermögen sie zu beeinträchtigen; während eine frohe Gemütslage und Erholungspausen sie ausserordentlich heben können.

Mit diesen Komponenten haben wir zu leben. An uns liegt es, die Nahrungszufuhr durch entsprechende Zusammensetzung, Zubereitungsart, angemessene Mengen und Essgewohnheiten nach Möglichkeit zuträglich zu gestalten. Noch niemand ist mit schnell, hastig oder zuviel essen, schlecht kauen oder in Müdigkeit und Ärger hinein essen, gesünder geworden.

Zu grosse Nahrungsmengen, zu viele verschiedene Gerichte in einer Mahlzeit, zu schwer aufspaltbare Kost (Roh- und Vollwertprodukte) oder ungeeignete und leicht gärfähige Speisen und Getränke werden auch von einem gesunden Verdauungsapparat kaum bewältigt, geschweige denn durch das mehr oder weniger geschwächte Verdauungssystem der unter neurovegetativen Störungen leidenden Menschen, was nach Prof. Hoff ungefähr 40 % unserer Bevölkerung betrifft.

Ungenügend verdaute Nahrung wird nicht einfach so wieder ausgeschieden. Sie zersetzt sich innerhalb des Verdauungstraktes durch Gärung und Fäulnis, wobei Darmgifte, unter anderem auch Alkohol entstehen. Blähungen, aufgetriebener Bauch, Abgang von viel Wind, leichte Erregbarkeit wechselnd mit grosser Müdigkeit (Verdauungsmüdigkeit) und meist auch Schlafstörungen, sind Symptome solcher Zersetzungsvorgänge.

Fatalerweise sind es insbesondere die allgemein für sehr gesund und hochwertig gehaltenen Nahrungsmittel – saure Früchte, rohe Gemüsesalate, Sauermilchprodukte, Getreidegerichte und Obst-, Frucht- oder Gemüsesäfte – die sehr schnell und intensiv in Gärung übergehen, wobei sich bedenkliche Mengen von schädlichem Alkoholfusel entwickeln.

Aus diesem Grunde können mitunter bei Abstinenten, Vegetariern und Rohköstlern ähnliche Symptome wie bei Trinkern festgestellt werden. Blaurote, feuchte Hände und Füsse, rote Nase, gerötetes Gesicht (was irrtümlicherweise oft als gesundes Aussehen gewertet wird) sind die Anzeichen. Bei der Massagebehandlung ist bei diesen Personen vielfach eine Leberschwellung zu konstatieren. Unter Umständen können solche Darmgärungszustände auch in der Arzt- und Gerichtspraxis ein falsches Bild ergeben, was wir schon mehrfach beobachten konnten. Folgende Beispiele mögen dies aufzeigen:

1. Nach einer gründlichen Untersuchung zuhanden eines Versicherungsberichtes sagte der Arzt dem Versicherungsnehmer, er habe keine ausgesprochenen Krankheitssymptome gefunden, doch würde er ihm empfehlen, nicht mehr so viel Alkohol zu trinken. Darauf antwortete der Untersuchte, er sei seit Jahrzehnten Abstinent, Nichtraucher und Vegetarier. Der Arzt aber erklärte: "Es sind deutliche Alkoholschädigungen festzustellen. Wenn Sie schon heimlich trinken, dann trinken Sie doch wenigstens etwas Rechtes, nicht eine so miese Qualität von Alkohol." Weder der Arzt noch der Patient ahnten, dass die erkennbaren Gesundheitsschäden aus der "Maische" im Darm des Betreffenden entstanden waren.

2. Bei einem Verkehrsunfall musste sich ein Herr einer Blutprobe unterziehen. Dabei wurde über 1 Promille Alkohol festgestellt. Der Herr behauptete aber steif und fest, keinen Alkohol konsumiert zu haben. Er habe an diesem Tag einen Früchtetag eingehalten und nichts anderes gegessen als acht Äpfel.

   Aufgrund unserer langjährigen Beobachtungen erscheint uns die Aussage glaubhaft. Ob das Gericht dem Herrn diese Version abgenommen hat, wissen wir nicht, da uns der Vorfall von Drittpersonen erzählt wurde.

Dr. med. F.X. Mayr weist darauf hin, dass solche und andere, aus ungeeigneten Ernährungsgewohnheiten entstandene Schädigungen auf Grund seiner "Diagnostik der Gesundheit" anhand der Leibesform, der körperlichen Haltung, der Gewebebeschaffenheit und des Aussehens sehr schnell und zuverlässig festgestellt werden können. Sowohl die Hautfarbe und die Elastizität der gesamten Körpergewebe wie auch die Statik des Skeletts stehen in unmittelbarem Zusammenhang mit dem Darmzustand (Siehe "Untrügliche Zeichen der Gesundheit" Dr. med. K. Schmiedecker, "Die Darmreinigung" Dr. med. E. Rauch, "Schönheit und Verdauung" Dr. F.X. Mayr).

Eine Ernährungsforschung ohne Kontrolle vermittels der Mayr'schen Diagnostik der Gesundheit ist für uns heute undenkbar und unseres Erachtens unzulänglich. Unvollständig erscheint uns auch eine ärztliche Diagnose oder Krankenbehandlung ohne diese Kriterien. Es kommt doch vor, dass zum Beispiel ein Mensch mit einem zu grossen Bauch und einem dadurch abgekippten Becken und Hohlkreuz (Hüftgelenkarthrose- und Bandscheibenkandidat) ohne weiteres als gesund bezeichnet wird, solange er keine Schmerzen hat. Vielfach werden die Schmerzen durch Medikamente vertrieben, ohne dass sich die Wirbelsäule oder die Beckenstellung verbessert und damit die eigentliche Ursache der Beschwerden behoben wäre.

Das einfache, naive Schauen und Denken, das Hippokrates und andere grosse Ärzte auszeichnete, führt in grossen Grundfragen weiter als noch so fein ausgeklügelte technische Hilfsmittel und unübersehbarer Wissenwust.

Dr. med. August Bier

Auswirkungen von Säuren und Basen im Organismus

So sehr der Mensch ein geistiges Wesen ist, so ist er doch durch seinen Leib an die Substanz gebunden. Er muss essen und trinken und dabei die Naturgesetze der Ernährung, der Verdauung und der Ausscheidungsfunktionen kennen und beachten. Nur so wird es ihm möglich sein, trotz allen oft ungünstigen Umwelteinflüssen doch langfristig relativ gesund und leistungsfähig zu bleiben.

Schon seit langer Zeit wird in Ernährungslehrbüchern und mitunter auch von wissenschaftlicher Seite darauf hingewiesen, dass die gesundheitliche Verfassung des Menschen mit dem Säuren-Basengleichgewicht korrespondiert. Weil man weiss, dass der Organismus durch Übersäuerung krank wird, gehen die Bemühungen dahin, Richtlinien für eine basenüberschüssige Ernährung zu geben.

In unserer Familie waren wir schon immer bestrebt, Erkenntnisse in der Ernährung praktisch anzuwenden. Unserer Gesundheit zuliebe bauten wir die in den Büchern als basisch bezeichneten Nahrungsmittel in reichlichen Mengen in unsere täglichen Mahlzeiten ein. Doch in der Praxis bestätigte sich leider nicht, was die Theorie versprach. Trotz unserem beträchtlichen Konsum an Früchten, vor allem den angeblich so basischen Orangen, Zitronen, Grapefruits, den Sauermilch- und Milchsäureprodukten und dem Essigwasser, das wir (nach Jarvis – "5 x 20 Jahre leben") gläubig tranken, liess unser Gesundheitszustand und auch der unserer Kinder beträchtlich zu wünschen übrig. Diese Feststellung und auch unsere beträchtlichen Zahnarztrechnungen liessen in uns Zweifel aufkommen. Waren diese "basischen" Produkte gar nicht so gesund, oder waren die zum Teil doch recht sauer schmeckenden Früchte, Säfte und Joghurts vielleicht gar nicht so basisch? Mit Schleckereien hielten wir uns nämlich sehr zurück, Zucker brauchten wir praktisch nur in die mit eben diesen Produkten hergestellten Frucht- und Birchermüesli. Fleisch, das in den entsprechenden Büchern als säureüberschüssig bezeichnet wird, assen wir damals nicht, lebten wir doch über viele Jahre vegetarisch und nach den Lehren der bekannten neuzeitlichen Ernährungspioniere.

Antwort auf unsere Fragen fanden wir in einem Kurs des Chemikers F.W. Koch, in einer Abhandlung von Dr.med. K. Rumler und in dem Werk "Der Säure-Basenhaushalt im menschlichen Organismus" von Dr.med. und Dr.chem. F. Sander (siehe Literaturangaben).

Chemiker und Ernährungsfachleute alter Schule sind der Meinung, Frucht-, Citrus-, Milch- und Essigsäuren usw. seien organische Säuren, die im Organismus zu Kohlendioxyd und Wasser verbrannt werden und daher keinen Schaden anrichten.

Der Chemiker F. Koch antwortete auf dieses Argument:

"Dies ist der grösste Irrtum aller Zeiten. Ehe diese organischen Säuren an die Stelle gelangen, wo sie verbrannt werden, haben sie den Schaden durch Entzug von Mineralstoffen aus den Organen bereits angerichtet. Eine Säure wie die Zitronensäure oder Milchsäure kann weder in der Mundhöhle noch in der Speiseröhre, noch im Magen,

Zwölffinger- oder Dünndarm verbrannt werden. Sie kann erst verbrannt werden, wenn sie über den Blutkreislauf in die Zellen gelangt ist. Nur dort findet überhaupt eine Verbrennung statt. Wer etwas von Physiologie versteht, wird das ohne weiteres fassen".

Der österreicher Arzt Dr. K. Rumler stellte durch Untersuchungen fest, dass die organischen Säuren den Organismus durch die Zufuhr von H-Ionen ansäuern. Wenn wegen der häufigen Aufnahme von Frucht-, Milch-, Wein-, Essig- und Oxalsäuren der Säure-Basenhaushalt nach der sauren Seite hin verschoben wird, scheiden die Nieren vermehrt Kalzium aus, was einen Kalziummangel zur Folge haben kann.

Wohl versucht der Körper die Nahrungsmittelsäuren durch den hohen Basenwert der Verdauungssäfte (Mundspeichel beim gesunden Menschen pH 7—9, Galle, Darm- und Bauchspeicheldrüsensekret ph 8,5) zu neutralisieren. Je grösser jedoch die Konzentration der Säuren wird, umsomehr sinken die Basenreserven im Organismus ab. Reicht die quantitative und qualitative Verdauungssekretion zur Neutralisation nicht mehr aus, so nimmt eine saure Darmgärung mit Disbakterie und Hyperbakterie (Veränderung und Wucherung der Darmbakterienflora) überhand. (Sander: "Die Darmflora in der Physiologie, Pathologie und Therapie des Menschen"). Colibakterien überwuchern den Verdauungsapparat durch den Dünndarm, Zwölffingerdarm, die Gallengänge und Bauchspeicheldrüsenkanäle, wo sie gar nicht hin gehören und die Gesundheit dieser Organe empfindlich stören können. Colibakterien gehören richtigerweise in den Dickdarm. Im Dünndarm sollte die Verdauung fermentativ sein. Der Mensch kann mit einem sauren Darmmilieu auf die Dauer nicht gesund bleiben. Der Verdauungsapparat wird zum vielschichtigen Krankheitsherd.

Sowohl die über Speisen und Getränke zugeführten exogenen, wie die durch Darmgärungen entstehenden endogenen Säuren müssen vom Körper weitgehend durch Mineralstoffe — vorwiegend Kalzium-Kompositionen, die unsere Basenträger sind — neutralisiert werden. Dadurch kommt es zum Absinken der Basenreserven im Organismus und damit zum Substanzverlust in den Geweben und Knochen.

Unseres Erachtens sind rheumatische Erkrankungen, insbesondere an Knochen und Gelenken, weitmehr auf diese, die Knochensubstanz abbauenden Säuren zurückzuführen, als auf die allgemein so gefürchteten Harnsäure-Ablagerungen. Harnsäuresalze können sich kristallisieren und bei überlastetem Stoffwechsel in die Gewebe einlagern, wodurch sie unter Umständen Schmerzen verursachen, aber sie rauben dem Körper keine Substanz. Bei günstiger Stoffwechsel- und Ausscheidungsfunktion lösen sie sich auf und werden ausgeschwemmt, so dass sie bei einer vernünftigen Lebensweise keine Gefahr für unsere Gesundheit darstellen.

Alle höher entwickelten Lebewesen ernähren sich fast ausschliesslich von basischen Nahrungsmitteln (pH 5—8). Eine Ausnahme machen hier der Mensch und — Verzeihung — das domestizierte Schwein. Und ausgerechnet diese beiden, wenn auch sehr ungleichen Geschöpfe, zeigen enge Parallelen in der Krankheitsanfälligkeit, was freilich beim Schwein durch den vorzeitigen Schlachttod weniger sichtbar wird.

Sowohl akute wie chronisch-degenerative Krankheiten sind auf Übersäuerung und Kalziummangel zurückzuführen. In vorderster Front stehen:

— Herz- und Kreislauferkrankungen, Schlaganfall
  (Blut- und Haargefäss-Insuffizienz)

— Degenerative Knochen- und Gelenkerkrankungen
  (Es steht weniger Kalzium zum Einbau in die Knochen zur Verfügung)

— Krebskrankheit
  (Durch Steigerung des carcinogenen Effektes)

— Akute und chronische Entzündungen, Allergien,
  erhöhte Infektionsgefahr.

Manche Forscher fahnden heute in gleicher Richtung. So sollen nach Prof. Ardenne Messungen am Herzmuskel ergeben haben, dass dieses Muskelgewebe vor einem Herzinfarkt immer tiefer in "saure Bereiche" gerät. Bei pH 6,2 beginnt der Herzinfarkt. Das Herz ist extrem anfällig gegen Schäden durch Gewebe-Übersäuerung. Nach Prof. Ardenne und Dr. B. Kern wäre demnach nicht die Arteriosklerose und durch Blutgerinnsel verstopfte Herzkranzgefässe die Ursache des Herzinfarktes (DDR-Fachblatt "Das deutsche Gesundheitswesen" Nr. 38), sondern die Übersäuerung des Herzmuskels.

Viele Krebsforscher berichten, dass Krebszellen vom Sauerstoff-Stoffwechsel (basisch) in den Gärungsstoffwechsel (sauer) übergehen. Krebszellen benötigen keinen Sauerstoff. Ihr Gärungsstoffwechsel führt zur Blähung der Zelle. Sie vergrössert sich, wird bösartig und vermehrt sich. Der Basenreichtum der Zelle scheint abgebaut zu werden, der Urin wird stark basisch, die Stützkräfte reduzieren sich, der Blutdruck sinkt, der prozentuale Säurewert im Bindegewebe nimmt zu (Sanderversuch nach Dr. med. und Dr. chem. Sander). Je mehr die Gewebeübersäuerung überhand nimmt, umso weniger kann der Körper mit der Krankheit fertig werden. Gelingt es aber dem Organismus, die Übersäuerung abzubauen und Basenreserven anzureichern, dann verbessern sich die Heilungsaussichten sowohl bei Krebserkrankungen wie bei jeder anderen Krankheit. Wichtig ist in solchen Fällen neben der richtigen Ernährung, dass sich der Patient viel in frischer, guter Luft aufhalten kann. Die reichliche Zufuhr von Sauerstoff wirkt regulierend auf den Säure-Basenhaushalt.

pH-Skala der Säuren- bzw. Basenkonzentrationen

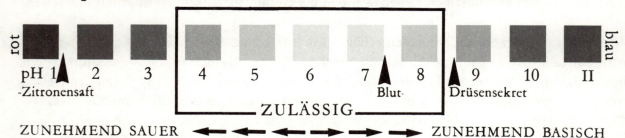

(pH = potenz. H-Ionen-Konzentration im negativen Logarithmus)
Zitronensaft = pH 1, ist 100 000 mal saurer als das Blut = pH 7,33

Warum weniger Kohlenhydrate?

Ebenso bedeutungsvoll wie die Entdeckungen von Dr. F.X. Mayr, F. Koch, Dr. Rumler und Dr.med. Sander sind die Forschungsergebnisse des Salzburger Arztes Dr. Wolfgang Lutz, die er in seinem Buch "Leben ohne Brot" niedergelegt hat. Prof.Dr. Dr. Günter Weitzel, Physiologisch-chemisches Institut der Universität Tübingen, schreibt in seinem Vorwort dazu:

"Frühere Versuche zur Reform der menschlichen Ernährung gingen meist von der Ansicht aus, dass eine laktovegetabile Kostform für den Menschen anzustreben sei. Dr. W. Lutz hat nun mit einer revolutionären Idee in die Diskussion um die optimale menschliche Ernährung eingegriffen. Da erst seit relativ kurzer Zeit, etwa der Jungsteinzeit, grössere Mengen von Kohlenhydraten in der menschlichen Nahrung enthalten sind, kommt Dr. Lutz zu der Folgerung, dass die Fermentausstattung des menschlichen Stoffwechsels für Fleischkost determiniert ist."

Zur Stützung dieser Hypothese hat Dr. Lutz langjährige Versuche an Hühnern durchgeführt. Das Huhn ist dafür besonders geeignet, weil es — wie der Mensch — die Umstellung von Fleischkost (Würmer, Käfer usw.) auf Kohlenhydrate (Körnerfutter) durchgemacht hat. Hühner neigen bei getreidehaltigem Futter mit zunehmendem Alter ebenso wie der Mensch zu Arterienverkalkung mit starker Gefässwandverfettung. Aus den Versuchen von Dr. Lutz geht hervor, dass die Tiere bei einer kohlenhydratarmen, getreidefreien, aber eiweisshaltigen Fütterung mit Knochenmehl, Fleisch- und Käseabfällen von Arteriosklerose verschont bleiben.

Im weiteren legt Dr. Lutz aufgrund seiner Studien und Beobachtungen dar, wie der Genuss von Kohlenhydraten in Form von Zucker und Getreide den Hormonhaushalt störend beeinflusst und auf diese Weise auch für den übermässigen Abbau von Knochenmatrix und körpereigenem Eiweiss mitverantwortlich ist.

Die praktische Anwendung der kohlenhydratarmen Ernährung bestätigt die Forschungsergebnisse von Dr. Lutz vollumfänglich. Wir haben dies bei zahlreichen Patienten und in der eigenen Familie beobachten können; die Erfolge sind aufsehenerregend. In unserem Beruf, bei der Arbeit mit Leidenden, ist auch die Tatsache nicht zu übersehen, dass der Genuss von zucker- und getreidehaltigen Lebensmitteln die Neigung zu Erkrankungen begünstigt und die Heilung von Krankheiten behindert. Nach unseren Beobachtungen heizen die konzentrierten Kohlenhydrate insbesondere die mit erhöhter Wärmebildung und Hitzestauungen einhergehenden gesundheitlichen Störungen an, so z.B. alle Entzündungen, Allergien, Infektionskrankheiten, katarrhalische Erkrankungen, das Fieber und bei Frauen die Wechseljahrbeschwerden mit den Wallungen. Der zu reichliche Konsum von Kohlenhydraten wirkt sich im Organismus im wahrsten Sinne des Wortes als eine Kohlenheizung aus.

Lutz hat in seinen Veröffentlichungen "Leben ohne Brot" und "Die Lutz-Diät" Menü-Vorschläge und Rezepte aufgeführt. Wir möchten hier festhalten, dass diese nicht unseren Richtlinien entsprechen. Die Gesichtspunkte der Säuren und der Mahlzeitenkombination im Tagesablauf sind nicht berücksichtigt.

Bilanz

Wenn man die hier aufgeführten Forschungsarbeiten im Zusammenhang mit den heutigen Ernährungs- und Lebensgewohnheiten betrachtet, dann dürfte die Frage nach den Ursachen vieler Beschwerden und Krankheiten nicht mehr so schwer zu beantworten sein. Die Antworten lauten:

1. Der Mensch isst zuviel, zu vielerlei und sehr oft am Abend die Hauptmahlzeit, wenn sein Verdauungsapparat müde ist. Damit werden die Verdauungsorgane in jeder Beziehung überfordert, die Nahrung wird schlecht verdaut.

2. Man konsumiert zu saure Lebensmittel. Weil aber der Gaumen die sauren Speisen und Getränke instinktiv ablehnt, werden sie vielfach mit beträchtlichen Mengen Zucker, Honig und anderen Süssstoffen geniessbar gemacht. Die Zuckerstoffe verleiten den Menschen somit zum Genuss von sauren Produkten, die er sonst gar nicht oder nur in kleinen Mengen zu sich nehmen würde. Die Säure wiederum veranlasst, dass man nahezu unbemerkt versteckte Kohlenhydrate zuführt.

3. Die Kohlenhydrat-Überernährung ist heute ein besonders schwerwiegendes Problem. Der Verbrauch von Süssgetränken, Süssigkeiten und Backwaren ist in den letzten 20 Jahren rapid angestiegen. Immer mehr verdrängen auch die Zerealien wie Teigwaren, Reis, Mais, Getreideflocken usw. die mehr Rüst-Arbeit verursachende Kartoffel von unserem Tisch.

Wohin diese Lebensführungsfehler führen, sehen wir in unserem Beruf täglich. Es kommen 10jährige Kinder mit Knochenzerfall, 6jährige mit Polyarthritis, 14jährige im Gipspanzer oder Stahlkorsett und noch nicht 30jährige Männer und Frauen mit Bandscheibenschwund, Hüftgelenkarthrose und ähnlichen Zerfallserscheinungen. Mit einiger Fantasie könnte man sich vorstellen, dass die Menschen in nicht allzu ferner Zeit wie Regenwürmer auf der Erde kriechen, weil vielleicht nur noch rudimentäre Überreste von Knochen in ihrem Körper zu finden sind.

Die ganze Menschheit ist aufgerufen, dieser alarmierenden Entwicklung Einhalt zu gebieten. Wir sind für uns selber, für unsere Kinder und für unsere Mitmenschen verantwortlich. Nach statistischen Erhebungen sind von zehn invaliden Personen neun wegen Krankheit invalid. Das muss in Zukunft nicht mehr so sein. Die Hauptursachen zahlreicher Krankheiten sind durch die angeführten Forschungsergebnisse nunmehr bekannt. Wir können das Krankheitselend durch eine gesundheitsbewusste Lebensführung weitgehend in den Griff bekommen.

Richtlinien für gesunde Lebensweise

Unzählige Ernährungstheorien sind entwickelt worden. Jede von ihnen hat für ihre Ideen plausible Gründe anzuführen und weiss auch von Heilerfolgen zu berichten. Die angeblichen, meist nur vereinzelten Erfolge sind aber selten nachprüfbar. Bis anhin hat noch keine der propagierten Kostformen die in sie gesetzten Hoffnungen auf breiter Basis erfüllt.

Wir haben selber so ziemlich alles, was auf dem Sektor Ernährung bekannt geworden ist, eingehend studiert und vieles davon praktisch angewendet. Doch erst die Diagnostik der Gesundheit nach Dr. F.X. Mayr gab uns ein Instrument in die Hand, um die verschiedenen Ernährungssysteme unmittelbar zu überprüfen. Sie ermöglichte es uns, eine exakte Ernährungsforschung aufzubauen und alle Nahrungsmittel praktisch-experimentell auf ihre effektiven Auswirkungen im Organismus zu kontrollieren.

Aus unseren Studien, Beobachtungen und Erfahrungen haben wir wesentliche Erkenntnisse zusammengetragen. Wir mussten feststellen, dass sich eigentlich nur wenige der uns zur Verfügung stehenden Lebensmittel für die optimale menschliche Ernährung eignen und dass gerade die heute so sehr empfohlene vielseitige Kost dem Gesundheitszustand zum Verhängnis wird. Wie unsere tägliche Arbeit mit zahlreichen Patienten beweist, sind die nachfolgenden Richtlinien unerlässliche Voraussetzungen für eine die Gesundheit erhaltende und wiederherstellende Lebensweise.

1. Die Monotonie
Ein Durcheinander an Speisen und Getränken überlastet den Verdauungsapparat. Die aufgenommene Nahrung wird schlecht verdaut. Dadurch nehmen mikrobielle Zersetzungsvorgänge (Gärung und Fäulnis) in den Eingeweiden überhand, wobei gesundheitsschädigende Darmgifte entstehen.

Die Kost soll deshalb einfach und monoton sein. In einer Mahlzeit dürfen nie mehr als drei verschiedene Speisen enthalten sein. Die Gerichte bereite man schmackhaft und gefällig zu. Mit viel Raffinesse hergestellte Mahlzeiten sind aber tunlichst zu meiden, denn sie verleiten den Menschen dazu, zuviel zu essen. Dasselbe gilt auch für die Wahl der Getränke. Diese sollen den Durst löschen und nicht — nur weil sie dem Gaumen schmecken — den Körper mit übermässigen Flüssigkeitsmengen und Kalorien (Zucker und/oder Alkohol) belasten.

2. Der Ernährungs- und Verdauungsrhythmus
Die Technik hat uns Elektrizität beschert. Sie ermöglicht es dem Menschen, jederzeit ohne Umstände Speis und Trank bereit zu halten und die Nacht zum Tag zu machen. Der natürliche Lebensrhythmus wird dadurch in zweifacher Hinsicht gestört; wir essen zu oft und wir essen zur Unzeit, nämlich am Abend, wenn die Verdauungsorgane genau so müde sind wie der ganze Körper. Dr. F.X. Mayr sagt: "Menschen, die am Abend eine Mahlzeit zu sich nehmen, sind mit einem Lokomotivführer zu vergleichen, der seine Maschine aufheizt und danach in den Schuppen stellt. Sie überbürden ihrem Organismus eine Arbeit, die er gar nicht mehr zu leisten vermag."

Diese Leute können dann nur mit Mühe oder mit Schlafmitteln einschlafen. Häufig erwachen sie auch mitten in der Nacht, wälzen sich in ihrem Bett und schwitzen oder haben heisse Füsse. Erst wenn die Zeit zum Aufstehen naht, fallen sie wieder in einen schweren Schlaf. Am Morgen sind sie dann müde und verdriesslich statt munter, und in ihren Gesichtern sind die Strapazen der Nacht zu lesen. Das käsige, verschwollene Aussehen lässt erkennen, wie sehr die aus dem unzureichend verdauten Nachtessen entstandenen Darmgifte durch das Blut bis in alle Körperzellen hinausgetragen werden und diese schädigen.

Wem seine Gesundheit lieb ist, der gönnt seinen Verdauungsorganen tagsüber zwischen den Mahlzeiten mindestens vier Stunden Ruhe. Dazu hält er sich an die goldene Regel: "Iss zum Frühstück wie ein Fürst, zu Mittag wie ein Bürger, am Abend wie ein Bettler." Manche Leute glauben zwar, sie würden abends nur "leichte" Sachen, wie Früchte oder Salate usw. essen. Man merke sich aber, Früchte sind am Morgen Gold, am Mittag Silber, am Abend Blei, und dasselbe gilt auch für Salate, Gemüse und andere leicht gärfähige Speisen und Getränke.

3. Die Reinigung

Überlastete Verdauungsorgane reagieren genau so wie übermüdete Menschen; sie sind teils verkrampft und zum Teil erschlafft. Die normalen Funktionen — und damit auch die Ausscheidung und die natürliche Selbstreinigung der Verdauungswege — werden dadurch beeinträchtigt. Kotrückstände und Schlackenstoffe lagern sich in den Gedärmen ein, und diese sind der Nährboden für zahlreiche Beschwerden und Krankheiten wie auch von Hautunreinigkeiten, Ablagerungen, schlechtem Mundgeruch und übelriechender Transpiration.

Will man den Gesundheitszustand verbessern, dann müssen diese Unratdepots ausgeräumt werden. Man darf aber die Eingeweide nicht mit schleimhautreizenden Abführmitteln, Abführtees oder mit stuhlgangmachenden Produkten, zum Beispiel sauren Speisen oder Saftgetränken, Pflaumen, Feigen, Früchtewürfeln, Vollkornbroten, -Flocken oder -Schrot, Leinsamen, Kleie, Senfkörnern usw. malträtieren, denn solche Prozeduren schädigen durch die Einwirkung von Säuren oder durch die groben, harten, die Schleimhäute zerkratzenden Bestandteile den Darm noch mehr.

Am schonendsten lässt sich die Reinigung durch eine Bitterwasserkur durchführen, so wie sie auf Seite 19 beschrieben ist. Bei Verstopfung, starken Beschwerden und fieberhaften Erkrankungen sollte zusätzlich ein Kamilleneinlauf gemacht werden. Ein dazu bestgeeignetes Gerät kann zusammen mit einer genauen Gebrauchsanweisung bei uns bezogen werden. Besser ist es freilich, die richtige Anwendung des Klistiers in einem praktischen Kursus zu erlernen. Solche Kurse werden an verschiedenen Orten in der Schweiz durchgeführt. Näheres darüber ist in unserem Institut zu erfragen, aus Zeitgründen bitte telefonisch.

4. Bewegung und Atmung

Die Existenz und der Gesundheitszustand unseres Körpers stützt sich auf die drei Grundpfeiler: Substanz – Funktion – Psyche. Die Körpersubstanz bildet sich aus den zugeführten Nährstoffen; die Qualität der Körperzellen wird somit weitgehend durch unsere Ernährungsweise bestimmt. Die Körperfunktionen aber erhalten unser Leben, sie bewerkstelligen das Stoffwechselgeschehen, die Zellerneuerung, die Muskel- und Organtätigkeit und den Gasaustausch.

Die Aktivität, Lebendigkeit und Behendigkeit des gesamten Körpers wird in hohem Masse vom Gebrauch des Bewegungsapparates beeinflusst. Der Mensch ist zur vielseitigen Bewegung und Betätigung geboren. In der regelmässigen Durcharbeitung seiner Bewegungskondition ist es ihm möglich, seine Konstitution und Leistungsfähigkeit zu erhalten oder zu verbessern, denn ein gesundes Körpertraining setzt auch leistungssteigernde Anreize auf die Herztätigkeit, den Kreislauf, die Hautausscheidung (Schwitzen) und die Atemkapazität.

Muskeln und Organe, die ungenügend gebraucht werden, verlieren zunehmend ihre Funktionstüchtigkeit, ihre Kraft, ihre Elastizität und ihre Koordinations- und Reaktionsfähigkeit. Die heute vielfach übliche, schon vom Kleinkindesalter an aufs Stillehalten ausgerichtete Lebensweise in engen Wohnungen und Arbeitsräumen lässt eine normale Entwicklung des Bewegungsapparates schon gar nicht mehr zu. Muskeln, Bänder und Knochen entwickeln sich nur unzulänglich, das Herz bleibt zu klein, der Kreislauf zu schwach, die Atmung zu oberflächlich, und als Folge sind noch weitere Funktionen, so die Verdauung, die Leber-, Nieren- und Darmtätigkeit etc. beeinträchtigt. Solche Menschen kommen nie in den Genuss eines vollwertigen Lebensgefühls, sie leben auf Sparflamme und sind auch nervlich und psychisch nicht richtig tragfähig.

Vielseitige Bewegung, nach Möglichkeit in frischer Luft, ist deshalb ein unerlässlicher Bestandteil der Gesundheitspflege. Wem der Beruf nicht die Gelegenheit dazu bietet, muss in der Freizeit den notwendigen Ausgleich schaffen. Sportliche Betätigung und Leibesübungen sollten der Konstitution und der gesundheitlichen Verfassung angepasst sein. Zwischen dem Leistungssport und der rhythmischen Bewegungsschule bietet hier die Gesundheitsgymnastik ein umfassendes und für jedermann durchführbares Programm. In der sorgfältig aufgebauten Gesundheitsgymnastik und Atemschule gibt es keine Altersbegrenzung. Auch Behinderte, Rekonvaleszenten, Unbeholfene und Gehemmte finden darin eine geeignete Möglichkeit der Bewegungspflege.

Jeder an der Erhaltung seiner Gesundheit interessierte Mensch sollte regelmässig an entsprechenden Gymnastikstunden teilnehmen. Es gilt, die Freude an der Bewegung zu erlernen und zu erleben und im frohen Miteinander der Gruppe die körperlichen und seelischen Verkrampfungen zu lösen. Im weiteren gehört ein kleines Repertoir an Übungen erarbeitet, die man zu Hause für sich allein oder in der Familie auf kleinem Raum praktisch anwenden kann.

5. Gesundheit und Psyche

Die Psyche ist der dritte Faktor im ganzen Gesundheitskonzept,und oft ist gerade sie das Zünglein an der Waage zwischen Gesundheit und Krankheit. Eine positive, zuversichtliche Lebenseinstellung mobilisiert wesentliche Kräfte im Organismus und wirkt belebend auf alle Körperfunktionen; die Körperhaltung ist aufrecht, die Muskulatur in einer guten Tonuslage, der Atem schwingt frei und die Verdauungsorgane arbeiten bestmöglich. Der Geist ist dabei wach, anteilnehmend, beobachtend und interessiert an allen Lebensfragen, auch an der Gesundheitspflege. Damit sind die Voraussetzungen für eine aufbauende Lebenshaltung und -führung gegeben.

Um die Tragweite eines negativen Verhaltensmusters ermessen zu können, wollen wir uns auch dieses vor Augen führen. Kaum etwas wirkt destruktiver auf den Körper wie eine mutlose, jammervolle oder gleichgültige Gemütsverfassung. Die inneren Organe werden schon allein durch die gebeugte Körperhaltung zusammengedrückt und dadurch in ihrer Funktion beeinträchtigt. Die Muskulatur ist dabei schlaff und verkrampft, die Schultern oft hochgezogen. Diese Menschen nehmen denn auch alles "auf die hohe Schulter", sie tragen schwer am Leben. Der Atem verläuft minimal flach und kurz, so dass man gerade noch am Leben bleibt. Mitunter erzwingt sich der Körper einen tiefen Atemzug in Form eines Seufzers.

In dieser Situation ist die seelische Tragfähigkeit gering und die natürliche, spontane Abwehrreaktion auf die Widerwärtigkeiten des Lebens schwach. Unerfreuliche Vorkommnisse wirken kränkend auf die Organe. Angst verursacht Herzbeschwerden, Ärger kann zu Stauungen im Leber-Gallebereich führen, Verdruss und Sorgen schlagen sich auf den Magen nieder und können an der Bildung von Magengeschwüren mitbeteiligt sein. Dass die Verdauungs- und Darmtätigkeit dabei ebenfalls zu wünschen übrig lässt, ist nicht verwunderlich.

Die Menschen sind sich der Wirkungskaft ihrer seelischen und geistigen Einstellung im allgemeinen zu wenig bewusst. Mit unserem Ja oder Nein zum Leben können wir unsere Gesundheit und damit unser Schicksal entscheidend beeinflussen.

6. Gesundheit ist machbar

Noch ist man heute allgemein der Ansicht, eine gesunde Lebensweise könne zwar bei gewissen Leiden die Krankheitsanfälligkeit vermindern, es bestehe aber trotzdem für jeden Menschen ein beträchtliches, von ihm nicht beeinflussbares Krankheitsrisiko. Diese Auffassung geht auch deutlich aus dem Ruf nach umfassenderen Krankenversicherungen hervor.

In unserer langjährigen täglichen Arbeit mit Patienten haben wir feststellen können, dass dem nicht so ist. Der Körper erkrankt nur, wenn immer wieder massive Fehler in der Lebensführung vorkommen. Unterbleiben diese Verstösse gegen die Gesundheit, dann bemüht sich der natürliche Heiltrieb im Organismus, kleine Schäden nach Möglichkeit auszugleichen.

Wir haben aufgrund unserer Beobachtungen und Studien die kohlenhydrat- und säurearme Ernährung konzipiert. Mit berücksichtigt sind darin auch die Direktiven von Dr. Franz Xaver Mayr; die Monotonie und der Ess- und Verdauungsrhythmus. Eine sorgfältige, der Kondition des stressgeplagten Menschen angepasste Atem-Bewegungspflege und Gesundheitsgymnastik haben wir ebenfalls aufgebaut. Das Interesse, sich die erforderlichen Kenntnisse anzueignen, die Bereitschaft für die Einhaltung der Anweisungen und die bejahende Lebenseinstellung muss der einzelne Mensch freilich selber mitbringen.

Die Erfolge dieser gesundheitsgerechten Lebensweise sind aufsehenerregend. Das Gesamtbefinden, die Körperform und das Aussehen können wesentlich gebessert werden. Zahlreiche Leiden — darunter auch solche, die als unheilbar gelten — kommen zum Stillstand. Sehr oft ist eine weitgehende und mitunter eine vollständige Wiederherstellung möglich. Nur dort, wo der körperliche und geistige Zerfall zu weit fortgeschritten ist, und wo Erb- oder Geburtsschäden oder bereits irreparable Organschädigungen bestehen, sind der Regeneration Grenzen gesetzt. Sehr oft kann aber auch in solchen Fällen noch Linderung verschafft werden.

Nach 45jähriger Berufserfahrung im Dienst an Gesunden und Kranken sagen wir heute: "Sehr viele Menschen können gesünder werden und bleiben. Krankheit muss kein unabwendbares Schicksal sein. Gesundheit ist weitgehend machbar."

Zur Beachtung
Im Literatur-Verzeichnis auf Seite 115 sind verschiedene Forscher und wissenschaftliche Werke aufgeführt. Hiermit sei festgehalten, dass wir aus diesen Arbeiten nur diejenigen Ausführungen übernommen haben, die sich bei der praktischen Anwendung im täglichen Leben und bei zahlreichen Patienten als richtig erwiesen haben. Wir gehen nicht immer in allen Teilen mit den betreffenden Abhandlungen, Empfehlungen und Kostanweisungen einig.

Die Verdauungsorgane und ihre Pflege

Das Wurzelsystem des Menschen

Jede Pflanze saugt die Nährstoffe, die sie zu ihrem Wachstum braucht, über ihre Wurzeln aus dem Boden. Wenn sie richtig gedeihen soll, müssen die Wurzeln gesund sein, und das Erdreich, aus dem sie lebt, muss die erforderlichen Grundstoffe enthalten. Ungeeignete Erde, ein Mangel oder ein Ueberangebot an Nährstoffen führen zu Störungen in der Entwicklung der Pflanze und zur Anfälligkeit für Krankheiten und Schädlingsbefall.

Unser Körper untersteht denselben Gesetzmässigkeiten. Der Verdauungsapparat ist das Wurzelsystem des Menschen – der Inhalt der Verdauungswege ist das Erdreich des Leibes. Im oberen Teil des Verdauungstraktes (Mund–Magen–Dünndarm) wird die verspeiste Nahrung von den Verdauungssäften aufgespalten und in eine für den Organismus aufnehmbare Form umgewandelt. Dieser Speisebrei bildet den Nährboden für alle Organe, Gewebe und Säfte des Körpers; aus ihm werden die Körperzellen aufgebaut und erneuert. Aus ihm bezieht der Körper auch seine Energie- und Betriebsstoffe und die Grundstoffe für die Produktion von Verdauungsfermenten und Hormonen. Im unteren Teil des Verdauungskanals (Dickdarm) sammeln sich die festen Ausscheidungsprodukte.

Unerlässliche Voraussetzung für eine optimale Ernährung sind gesunde, leistungsfähige Verdauungsorgane. Der Mensch kann nur gesund bleiben oder werden, wenn er die richtigen Speisen und Getränke zuführt, wobei die Speisekombination und die Nahrungsmenge auf das Leistungsvermögen des Verdauungsapparates abgestimmt sein müssen. Zudem muss die Ausscheidung normal funktionieren.

Lässt das Befinden oder Aussehen einer Person zu wünschen übrig, dann sind der Verdauungsapparat und der Inhalt der Gedärme nicht in Ordnung. Um eine Besserung herbeizuführen, muss neben einer verdauungsgerechten Ernährung auch eine gründliche Reinigung der Verdauungswege erfolgen.

DIE REINIGUNG DER VERDAUUNGSWEGE

Wie wir uns am Morgen mit Waschen erfrischen und säubern, so sollte auch unser Verdauungskanal zum Tagesbeginn durchgespült werden. Zu diesem Zweck trinkt man beim Aufstehen ein grosses Glas temperiertes oder warmes Wasser (nach Belieben). Wer mag, kann auch einen leichten basischen Kräutertee oder – wenn das Trinkwasser wenig geniessbar ist – ein geeignetes kohlensäurefreies Mineralwasser trinken.

Bei der Wahl eines Mineralwassers ist es empfehlenswert, die verschiedenen Arten selber auszuprobieren. Man nehme jenes, das einem im Geschmack zusagt und bei dem man sich auch wirklich wohl fühlt. Auch kohlensäurefreie Wasser sind nicht immer zuträglich. Die von der Werbung herausgegebenen Anpreisungen treffen nach unserer Erfahrung nicht in jedem Falle zu. Bis jetzt haben wir in der Schweiz mit den Marken ,,Eptinger blau", ,,Arkina" und ,,Evian" die besten Erfahrungen gemacht. Kohlensäurefreie Wasser sind nicht immer in Lebensmittelgeschäften käuflich, mitunter müssen sie vom Getränkehändler bezogen werden.

Die Bitterwasser-Trinkkur

Bei Stuhlgangschwierigkeiten kommt die Bitterwasser-Trinkkur zur Anwendung. Angezeigt ist sie bei Verstopfung, bei Durchfall, wenn der Stuhl den Darm ungeformt verlässt, wenn häufig Blähungen auftreten und übelriechende Winde abgehen und auch, wenn öfters Stuhldrang, Juckreiz oder ein brennendes Gefühl am Darmausgang wahrgenommen werden.

Durch die Umstellung auf die von uns empfohlene kohlenhydrat- und säurearme Ernährung kann mitunter am Anfang eine ziemlich hartnäckige Verstopfung auftreten; denn diese Kost enthält nur wenig Ballaststoffe, und die Nahrungsmittel sind so ausgewählt und die Mahlzeiten so zusammengestellt, dass keine saure Darmgärung entsteht. Man hält zwar Speisen und Getränke, die anregend auf den Stuhlgang wirken, für gesundheitlich wertvoll; in Wirklichkeit aber strapazieren sie den Darm. Ballastreiche Nahrung (Roh- und Vollwertkost) ist schwer verdaulich. Zudem kratzen die groben, harten, kantigen Bestandteile von Kernchen, Körnchen, Schalen, Splittern, Fasern, Kleie usw. die empfindlichen Schleimhäute der Verdauungswege. Viel Obst, saure Früchte, Beeren, Sauermilchprodukte, Kompotte, Säfte, und mit Zucker (auch Rohzucker), Honig, Obstkonzentrat, gezuckerter Kondensmilch und ähnlichen Süßstoffen aufbereitete Speisen und Getränke verursachen Gärungszustände, wobei scharfe, giftige Stoffe entstehen. Der Darm bemüht sich dann, diesen für ihn unangenehmen und schädlichen Inhalt möglichst rasch wieder hinauszubefördern. Der Mensch ist aber heute in der irrtümlichen Vorstellung befangen, er tue seiner Gesundheit mit solchen scheinbar harmlosen, stuhlgangfördernden Produkten einen Dienst.

Um eine wirkliche Besserung des Gesamtbefindens zu erreichen, müssen die Gedärme schonend gesäubert werden. Aggressiv wirkende, die Darmwände reizende Nahrungs- oder Abführmittel sind zu meiden. Der erfahrene Verdauungsspezialist Dr. med. Franz Xaver Mayr gab seinen Patienten jeweilen in Wasser aufgelöstes Bittersalz. Bittersalz findet seit alters her Verwendung für die Darmpflege und hat sich dafür bestens bewährt. Wegen seines herb-bitteren Geschmacks ist es aber nicht sonderlich beliebt. Neuerdings wird eine aromatisierte Bittersalz-Komposition hergestellt. Diese ist angenehm im Geschmack und unter dem Namen „Siesta - Brausesalz" in Apotheken und Drogerien oder bei der *Vertriebsfirma (siehe unten) erhältlich. Siesta-Brausesalz ist durch weitere Mineralstoffe aufgewertet und deshalb noch günstiger in der Wirkung. Es verursacht keinerlei Beschwerden und kann darum auch Kindern verabreicht werden.

Wer die Bittersalzkur nicht unter Aufsicht durchführt, nimmt das Bitterwasser jeden zweiten Tag am Morgen gleich nach dem Aufstehen und mindestens eine halbe Stunde vor dem Frühstück. Bei hartnäckiger Verstopfung kann man es während 3 - 4 Wochen täglich nehmen. Ein leicht gehäufter Teelöffel Siesta-Brausesalz wird in 2 1/2 dl warmem Wasser aufgelöst und rasch getrunken. Wem es geschmacklich nichts ausmacht, kann natürlich auch das gewöhnliche, in Apotheken erhältliche Bittersalz nehmen. Die angegebene Wassermenge sollte eingehalten werden, vom Salz kann man je nach Stuhlgangschwierigkeiten den Teelöffel etwas mehr oder weniger häufen. Grösseren Kindern gibt man etwa die Hälfte dieser Menge Wasser und Salz, Kindern unter 6 Jahren ca. einen Drittel. An den Tagen, an denen das Bitterwasser ausfällt, wird statt dessen das oben beschriebene übliche Glas Wasser getrunken.

* Vertriebs-Firma BRD: Hirsch-Apotheke, Postfach 1624, 7850 Lörrach
Tel. 076 21/21 22

Am Anfang der Bitterwasserkur nehmen die Darmentleerungen bisweilen eine flüssige bis wässerige Form an und riechen meist sehr unangenehm. Es werden dabei giftige Schlacken und alte Kotrückstände ausgeschwemmt. Da die Ursache von Stuhlgangschwierigkeiten manchmal auch in körperlicher oder nervöser Übermüdung zu suchen ist, sollte man sich während der Kur etwas mehr Ruhe gönnen und abends früh schlafen gehen. Sehr zu empfehlen ist es, sich jeweilen vor dem Mittag- und/oder Abendessen mit einer heissen Dampfkompresse auf dem Bauch eine viertel- bis halbe Stunde hinzulegen (Hausfrauen tun es vor dem Kochen). In dieser Zeit soll man nichts lesen, nicht sprechen und auch niemandem zuhören (auch nicht dem Radio). Die Ruhezeit mit der Dampfkompresse ist besonders für Personen notwendig, die bei der Bitterwasserkur und Ernährungsumstellung etwas viel Gewicht verlieren. Durch die Ruhe und Wärme lösen sich Verkrampfungen; die Verdauungsorgane werden besser durchblutet. Die zugeführte Nahrung wird dadurch besser verdaut und die Ausscheidung funktioniert reibungsloser.

Untergewichtige und geschwächte Menschen sollten die Bitterwasserkur unter Kontrolle durchführen. Durch Unkenntnis oder Unachtsamkeit können nämlich Kost- und Verhaltensfehler vorkommen, die zu einem weiteren Gewichtsverlust führen, ohne dass sich der Zustand der Verdauungsorgane verbessert. Gerade das darf nicht sein, denn der ganze Organismus kann nicht gesunden, wenn die Wurzeln krank bleiben.

Die ideale Entschlackungskur

Die Bitterwasserkur ist – zusammen mit der kohlenhydrat- und säurearmen Ernährung – ein vorzügliches Mittel zur allgemeinen Entschlackung, zur Verbesserung des Befindens und Aussehens und zum Abbau von Übergewicht. Zu diesem Zweck führt man die Kur während etwa 2–4 Monaten durch. Der Tagesrhythmus sollte dabei dem Erfolg zuliebe nach Möglichkeit durch kleine Ruhe- und Erholungspausen und Aufenthalt in frischer Luft unterbrochen werden. Übermüdung ist tunlichst zu meiden.

Für die Entschlackungskur wird das Bitterwasser während 4 - 8 Wochen jeden zweiten Tag morgens nüchtern getrunken; bei Verstopfung evtl. am Anfang täglich. Wenn sich allfällige Unpässlichkeiten weitgehend verloren haben, das Allgemeinbefinden und das Aussehen zufriedenstellend sind, baut man die Trinkkur schrittweise ab. Man trinkt dann das Bitterwasser etwa 3 - 6 Wochen lang zweimal, später noch einmal pro Woche; das übliche Glas Wasser an den übrigen Tagen. Bei richtiger Verhaltensweise normalisiert sich die Darmtätigkeit durch die Kur meist soweit, dass in der Folge das Bitterwasser nicht mehr erforderlich ist. Das morgendliche Wassertrinken ist weiterhin ratsam. Um den erreichten Zustand und das Wohlbefinden zu erhalten, muss auch die kohlenhydrat- und säurearme Kost beibehalten werden.

Bittersalz im Krankheitsfall

Bittersalz oder die Bittersalzkomposition „Siesta-Brausesalz" gehören in jede Haus- und Reiseapotheke. Die meisten gesundheitlichen Störungen, die kleinen Unpässlichkeiten des Alltags (Kopfschmerzen usw.) und fieberhafte Erkrankungen können nur bei einem schlechten Darmmilieu entstehen. Ebenso beruhen akute Verschlechterungen von Krankheitszuständen im ganzen Körper (Schmerzschübe, Anfälle) immer auf vermehrten Zersetzungsvorgängen in den Verdauungswegen.

Die Richtigkeit dieser Behauptung kann jeder Mensch an sich selber erfahren. Man muss in solchen Fällen nur Bitterwasser nach Vorschrift nehmen — am Anfang täglich. Wenn diese Massnahme allein nicht zu einer gründlichen Darmentleerung führt, ist noch ein Kamilleneinlauf zu machen. Auf diese Weise verschwinden die Beschwerden bald,und das Fieber sinkt in wenigen Stunden beträchtlich, ohne dass schädliche Medikamente eingesetzt werden müssen. Bei etwas hartnäckigen gesundheitlichen Schwierigkeiten wiederholt man die Prozedur „Bitterwasser/Einlauf" einige Tage hintereinander oder bei hohem Fieber auch zweimal am gleichen Tag. Erkältungskrankheiten, Husten, Grippe und ähnliche Erkrankungen können so in drei bis vier Tagen kuriert werden. Dabei fühlt man sich nach der Genesung ausserordentlich wohl, nicht so erschlagen wie nach einer medikamentösen Behandlung.

Ebenso gut, wenn auch nicht immer ganz so schnell, sprechen zahlreiche andere Leiden auf dieses Vorgehen an; zum Beispiel alle Arten von Rheuma, Ischias, Hexenschuss, Nervenentzündungen, Nieren-Blasenentzündungen, überhaupt alle Entzündungen im Körper, dann alle Allergien, Ekzeme, Asthma und vielfach sogar Herz- und Kreislaufbeschwerden. Drüsenschwellungen und bei Frauen Knoten in der Brust gehen durch die oben besprochenen Massnahmen ebenfalls sehr bald zurück, wenn sie nicht bösartiger Natur sind. Dabei muss freilich eine eher knappe Ernährung nach den anschliessend besprochenen Richtlinien konsequent eingehalten werden. Jeder Ernährungsfehler macht sich nämlich schon nach einigen Stunden und in der folgenden Nacht in Form einer Verschlechterung des Zustandes mit vermehrten Schmerzen an den kranken Körperstellen bemerkbar.

GRUNDSÄTZLICHES ZU DEN BEHANDLUNGSMÖGLICHKEITEN VON KRANKHEITEN

Es mag vielleicht als eine allzu simple Methode erscheinen, vielerlei Beschwerden und Krankheiten mit den gleichen Massnahmen anzugehen. Wenn man sich aber vergegenwärtigt, dass der ganze Organismus im Verdauungssystem wurzelt und dass der Körper seine Aufbau- und Betriebsstoffe aus diesem Organbereich zugeführt erhält, dann erweist sich dieses Vorgehen doch als sehr realistisch und praktisch begründet. Unsere Arbeit mit zahlreichen Patienten bestätigt es denn auch immer wieder: die Faktoren "Ernährung-Verdauung-Ausscheidung" sind für den Zustand der Gesundheit und für den Krankheitsverlauf entscheidend.

Jede andere Behandlung kann bestenfalls den Heilungsvorgang unterstützen oder auch nur den Zustand erträglicher gestalten. Dabei muss bei der allopathischen Medikation sehr oft mit mehr oder weniger unangenehmen und mitunter mit bedenklichen Nebenwirkungen gerechnet werden. Es ist zu bezweifeln, dass der Organismus auf diese Weise im gesamten gesünder wird. Vorsicht ist auch gegenüber sogenannten „natürlichen" Stärkungs- und Wunderheilmitteln geboten. Wir haben nicht immer gute und manchmal sogar recht unerfreuliche Auswirkungen beobachtet, besonders bei Produkten, die auf irgend einer Zuckerbasis oder mit Bestandteilen aus Honig und süssen Dörrfrüchten aufbereitet sind. Auch ein scheinbar ganz harmloser Kräutertee kann unter Umständen mehr Beschwerden auslösen als helfen, weil er gewisse unverträgliche Wirkstoffe enthält.

Demgegenüber sind physikalische Anwendungen mit Wasser, Wärme, Dampf, Kräuterauflagen oder -Bäder, Fango, Heilerde usw. geeignete Hilfsmittel zur Anregung der Durchblutung und zum Auflösen von krankhaften Ablagerungen. Für sich allein aber vermögen sie nur in beschränktem Masse eine Besserung herbeizuführen. Kaltes Wasser sollte man zurückhaltend gebrauchen. Manche Menschen reagieren zum Beispiel ungünstig auf Trockenbürsten, kalte Duschen oder Waschungen am Morgen. Sie leiden dann jeweilen im Laufe des Vormittags unter Müdigkeit und Benommenheit.

Homöophatische und biochemische Mittel können die Heilungsbestrebungen im Organismus wesentlich unterstützen. Durch richtige Ernährung und Darmpflege wird ihre Wirksamkeit noch beträchtlich verbessert. Zu bevorzugen sind diese Produkte als Tropfen oder in ungesüsster Form. Wir haben festgestellt, dass der bei solchen Medikamenten vielfach als Trägersubstanz dienende Milchzucker in süssen Kügeli, Pulver und Tabletten nicht immer vertragen wird. Empfindliche Menschen können davon Magen- und Darmstörungen bekommen, was den Heilvorgang beeinträchtigt.

Jede Behandlung hat zum Ziel, bestehende Beschwerden zu beseitigen. Als Hilfsmittel können uns die Chirurgie, die Chemie, die physikalische Therapie, die Homöopathie oder die Naturheilkunde dienen. Manche Menschen glauben, wenn sie ihre gesundheitlichen Störungen mit natürlichen Anwendungen angehen, dann sei alles in Ordnung. Man kann aber unter Umständen auch mit natürlichen Behandlungsmethoden nur die Symptome und Schmerzen vertreiben, ohne dass die Ursache der Erkrankung behoben wird. In diesem Vorgehen liegt eine Gefahr. Die ungünstigen Auswirkungen von Lebensführungs- und Ernährungsfehlern werden verdeckt und damit nicht erkannt. Auf diese Weise können unbeachtet weitere gesundheitliche Schädigungen entstehen, die später wiederum als Krankheiten ausbrechen. Wir sind deshalb der Meinung, dass immer zuerst die Kost- und Verhaltensfehler korrigiert werden müssen. Nur wenn der Körper damit allein nicht zurecht kommt, sollen zusätzliche Hilfsmittel in einer möglichst unschädlichen Form zum Einsatz kommen.

Gesunde Ernährung — ein dehnbarer Begriff

IM LABYRINTH DER THEORIEN

Forschung und Technik — moderne Anbau- und Transportmethoden — Verarbeitungs- und Konservierungsverfahren haben uns in den letzten Jahrzehnten eine stets zunehmende und kaum mehr übersehbare Auswahl an Lebensmitteln beschert. Produzenten und Verkaufsorganisationen finden auch für jedes Produkt einen überzeugenden Werbetext. Mit Vorliebe und Erfolg appelliert man heute an das Gesundheitsbewusstsein. Was der Mensch seiner Gesundheit zuliebe alles essen, trinken und tun soll! Der Gesundheitssektor ist heute „das grosse Geschäft".

Wer sich aber ernsthaft mit Ernährungstheorien befasst, sieht sich bald einmal in einem Labyrinth. Welche Kost ist die richtige? Über den gesundheitlichen Wert zahlreicher Nahrungsmittel gab und gibt es verschiedene Meinungen. Wenn heute manche Produkte für gesund gehalten werden, so ist dies noch kein Beweis dafür, dass sie es wirklich sind. Die derzeit übliche chemisch-analytische Bewertung der Lebensmittel genügt nicht für die Abklärung dieser Frage. Man weiss zwar, welche Nährstoffe, Vitamine und Spurenelemente in den Speisen enthalten sind, doch ist damit ihre Verdaubarkeit und effektive Zuträglichkeit nicht einwandfrei überprüft. Theorie bleibt Theorie — einzig das beliebig wiederholbare Experiment und das praktische Resultat beweisen die Richtigkeit einer Hypothese.

Kalorienarme Kost — ein verhängnisvoller Irrtum

Zurzeit empfehlen die Ernährungsfachleute eine kalorienarme Kost. Die Kalorien sind aber unsere Energie- und Wärmelieferanten. Bei einer kalorienarmen Ernährung sinkt die Leistungskapazität des Menschen, zudem werden die Leute massleidig und nervös. Weil sie Hunger haben, füllen sie sich den Bauch mit Gemüse, Salat und Obst — dies in der Vorstellung, solche Speisen seien ja gesund und mehr davon sei sicher noch gesünder. Dabei bevorzugt man sauer schmeckende Esswaren; weil man glaubt, diese würden überflüssiges Körperfett abbauen. Dementsprechend werden vorwiegend Citrusfrüchte, Säfte und Sauermilchprodukte in die Schlankheits-Diät eingebaut.

Im praktischen Experiment erweist sich diese Ernährungsauffassung als eine schwere Fehlkonstruktion. Auf die Dauer hält niemand eine unzureichende Kalorienzufuhr durch — ein mühevoll erkämpfter Gewichtsverlust ist bald wieder aufgeholt. Die Verdauungsorgane sind auch gar nicht in der Lage, „viel" Gemüse- und Rohkost zu verdauen. Mangelhaft verdaute Nahrung wird aber nicht einfach wieder ausgeschieden; sie fällt in den Verdauungswegen einem Zersetzungsprozess anheim. Statt hochwertige Aufbau- und Betriebsstoffe für den Organismus, entstehen aus den aufgenommenen Speisen eigentliche Körper- und Zellgifte. Saure Nahrungsmittel verursachen zudem einen Kalziummangel in den Knochen und in anderen Körpergeweben. Dergestalt wird der Darminhalt zum Nährboden von zahlreichen gesundheitlichen Störungen und Krankheiten. Gar manche Diät- und Schlankheitskur endet demzufolge mit einem akuten Rheumaschub, Hexenschuss oder Ischias, einer Muskel-, Nerven-, Nierenbecken-, Blasen- oder

Herzbeutelentzündung, mit anderen Erkrankungen oder einem Nervenzusammenbruch. Überdurchschnittlich oft sind auch während und nach solchen Kuren Knochenbrüche durch geringfügige Ursachen zu beobachten, die dann wegen dem Kalziummangel erst noch schlecht heilen.

Wir haben so ziemlich alles, was auf dem Sektor Ernährung schon als ,,gesund'' propagiert worden ist, theoretisch und praktisch durchexerziert. Aus unseren jahrzehntelangen Studien, Beobachtungen und Erfahrungen ist schliesslich die nachfolgend besprochene, kohlenhydrat- und säurearme Ernährung entstanden. Sie hat sich bis anhin als die beste Kostform für Gesunde und Kranke bewährt.

GRUNDSÄTZE EINER OPTIMALEN ERNÄHRUNGSWEISE

Die Nahrungsmenge soll dem Gesundheitszustand, dem Alter, dem Körpergewicht und der Arbeitsleistung der betreffenden Person angepasst sein. Gesundheitlich reduzierte und untergewichtige Menschen werden durch ,,viel'' essen nicht gesünder; ihr Verdauungsapparat wird durch ein zu reichliches Nahrungsangebot überfordert. Ein Kind soll nicht zum Vielfrass erzogen werden, und älteren Leuten mit wenig körperlicher Bewegung ist Mässigkeit ebenfalls sehr zu empfehlen. Sitzend Arbeitende können nicht ungestraft essen wie ein Schwerarbeiter, und dass Übergewichtige sich etwas Zurückhaltung auferlegen sollten, ist selbstverständlich. Falsch wäre es aber auch, bei normaler Arbeitsleistung zu wenig zu essen; die üblichen Folgen sind jeweilen Nervosität und Schwächezustände.

Wichtig für die Zuträglichkeit der Nahrung ist eine einfache Zubereitung der Speisen und Monotonie in der Menügestaltung. Mit einem grossen Durcheinander an Speisen und Getränken — sogenannte vielseitige Kost — werden die Verdauungsorgane nur überlastet. Auch soll man nichts raffeln, mixen, ,,vermusen'' oder pressen — diese Arbeit hat unser Kauapparat auszuführen. Die Mundflüssigkeit enthält schon nährstoffspaltende Elemente — im Mund findet bereits der erste Verdauungsvorgang statt.

Was soll man essen?

Unsere Devise lautet: ,,Knapp bemessene Nahrungsmengen — gehaltreiche Nahrungsmittel.'' Nur wenn die Speisen gut sättigen, gelingt es dem Menschen, über lange Zeit Mass zu halten. Eiweiss und Fett haben den höchsten Sättigungswert, sie stehen deshalb bei der von uns konzipierten Ernährung im Vordergrund. Die ideale Ergänzungsspeise dazu sind Kartoffeln. Sie enthalten relativ wenig und eine ausserordentlich zuträgliche Art von Kohlenhydrat und treten deshalb bei dieser Kost immer an Stelle der Zerealien (Brot, Flokken, Teigwaren, Reis, Mais, Gries, Hirse usw.). Als Beigabe zu Eiweißspeisen dienen uns auch Früchte oder Salat oder Gemüse in bescheidenen Mengen, aber jeweilen nur eines dieser Produkte in einer Mahlzeit. Früchte essen wir dann, wenn die Verdauungsleistung im Tagesablauf am grössten ist, nämlich am Morgen oder spätestens am Mittag. Salat oder Gemüse dürfen nur zur Mittagsmahlzeit gegessen werden, am Abend sind sie schwer verdaulich und stören den Schlaf. Um unsere Ernährungsauffassung zu begründen, wollen wir die verschiedenen Nährstoffe noch näher betrachten.

Die Grundnährstoffe

EIWEISS

Eiweißstoffe sind die Träger aller Lebensfunktionen. Sie sind die wichtigsten Bausteine für unsere Körperzellen und ein wesentlicher Bestandteil in den Körpersäften, besonders im Blut. Lebenswichtige Wirkstoffe, so auch Hormone und Verdauungsenzyme, bestehen ebenfalls aus Eiweiss. Zahlreiche funktionelle Störungen und Zerfallserscheinungen im Organismus sind auf einen Eiweissmangel zurückzuführen.

Als Nahrungsmittel stehen uns tierische und pflanzliche Eiweisse zur Verfügung. Tierisches Eiweiss ist in Fleisch, Fisch, Ei und Käse reichlich vorhanden. Pflanzennahrung weist einen relativ geringen Eiweissgehalt auf. Man müsste allzugrosse Mengen davon essen, um den Eiweissbedarf des Körpers zu decken. Soviel Pflanzenkost kann der Mensch gar nicht verdauen.

Aus Vegetarier- und Reformerkreisen und zum Teil auch von medizinischer Seite wird zwar der Einwand erhoben, der häufige Genuss von Tier-Eiweiss führe zu einem Harnsäureüberschuss im Körper. Dies könnte Gicht-Erkrankungen verursachen. Wie die praktische Erfahrung mit Laborkontrollen zeigt, ist dies bei gesamthaft richtiger und mengenmässig knapper Ernährung nicht der Fall. Im Gegenteil — wir haben bei einigen Patienten mit zu hohem Harnsäurespiegel durch die Umstellung auf unsere Kostform innerhalb von wenigen Wochen ein Absinken desselben auf Normalwerte feststellen können — in einem Fall von 11 mg% auf 4,3 mg% in vier Wochen.

Fragen zu tierischem Eiweiss

Von Ernährungspionieren neuzeitlicher Richtung wird mitunter vor dem Konsum von Fleisch, Fisch und Eier gewarnt mit der Begründung, diese würden zu Fäulnis im Darm führen. Dazu ist festzuhalten:

Fäulnis und Gärung im Verdauungstrakt können nur vorkommen, wenn die Verdauungsorgane nicht genügend Verdauungsfermente zur Aufspaltung der zugeführten Nahrung bereitzustellen vermögen. Dies ist der Fall, wenn mengenmässig zuviel oder ein zu grosses Durcheinander gegessen wird. Wenn in einer Mahlzeit zum Beispiel gleichzeitig mehrere Salate und Gemüse, dazu Fleisch, ein Getreidegericht sowie allenfalls noch Obst- oder Gemüsesäfte, Früchte-, Beeren-, Quarkspeisen oder sonstwelche Desserts enthalten sind, besteht das Risiko von bakteriellen Zersetzungen durch Fäulnis und Gärung in hohem Masse. Die vielseitige Ernährung, wie sie heute allgemein empfohlen wird, ist eine fäulnisträchtige Kost, weil kein Verdauungsapparat soviel Leistung erbringen kann.

Ein weiterer Faktor für die Entstehung von Darmfäulnis ist der Mangel an Magensäure. Eiweiss kann nur durch Magensäure aufgespalten werden. Ist zu wenig Magensäure vorhanden, gehen die Eiweißspeisen mangelhaft verdaut in den Darm über. Dort bemächtigen sich Fäulnisbakterien dieser Eiweißstoffe und produzieren daraus Fäulnisgifte. Wenn das Eiweiss im Magen richtig verdaut wird, können im Darm keine Fäulnisvorgänge aufkommen.

Einer unzureichenden Magensäureproduktion liegen vorwiegend folgende Ursachen zugrunde:

a) Zarte Konstitution, neuro-vegetative Störungen, psychische Belastungen (siehe S. 103/ 105).

b) Salzarme oder salzlose Ernährung (siehe unter "Kochsalz", S. 36/37).

c) Kohlenhydratreiche und eiweissarme Ernährung. Wenn über lange Zeit viel Getreidenahrung und/oder Zucker, Honig, Obstkonzentrat, süsse Dörrfrüchte, gesüsste Speisen und Getränke usw., aber wenig Käse, Eier, Fleisch und Fisch gegessen werden, dann stellen sich die Verdauungsorgane auf diese Art von Nahrungsmittel ein. Der Magen hat demzufolge wenig Anreiz, Magensäure zu bilden. Manche Menschen leiden zwar des öftern unter Magenbrennen und/oder saurem Aufstossen und glauben deshalb, sie hätten zuviel Magensäure. Es sind jedoch die Kohlenhydrate, welche diese unangenehmen Symptome verursachen. Sobald man Zuckerstoffe und Getreide meidet, treten diese Erscheinungen nicht mehr auf.

Auf gesunde Ernährung bedachte Menschen beachten kaum, dass ihr Zuckerkonsum gerade durch die allgemein für gesundheitlich wertvoll gehaltenen Früchte-, Quark- und Flockenmüesli und in besonderem Masse durch Früchtejoghurt extrem hoch ist (in einem Becher Früchtejoghurt von 180 g ist je nach Früchtezusatz der Zuckergehalt von 4 — 6 Würfelzucker enthalten). Aufgrund der hier dargelegten Gegebenheiten ist es fragwürdig, den Eiweissbedarf durch gesüsste Milchprodukte decken zu wollen.

Die Diskussion um den Fleischkonsum

Der Fleischkonsum wird heute aus verschiedener Sicht diskutiert und zum Teil in Frage gestellt. Es werden ökologische, ökonomische, gesundheitliche und ethische Argumente angeführt. Auf die verschiedenen Problemkreise dieser Thematik einzeln einzugehen, ist hier nicht möglich. Eine kurze Stellungnahme scheint uns jedoch angebracht.

Der Fleischverbrauch in den Industrieländern ist nach unserer Auffassung zu hoch. Um den wirklich erforderlichen Fleischbedarf zu decken, bräuchte es keine tierquälerische, umweltbelastende Intensivmast mit importierten Futtermitteln. Bei der von uns konzipierten, auf die Verdauungsleistung abgestimmten Ernährung wird die aufgenommene Nahrung vom Organismus optimal ausgewertet. Dadurch braucht man weniger zu essen und ist doch besser ernährt.

Eine Überprüfung der in unserer Familie verzehrten Nahrungsmittel ergab trotz dem Vorherrschen der Eiweißspeisen im Menüplan einen erheblich unter dem Durchschnitt stehenden Konsum an Fleisch. Im Jahr 1980 wurden in der Schweiz pro Kopf 83 Kilo Fleisch gegessen; wir selber benötigten ca. 55 Kilo pro Person. Die Menge an Milch-Eiweiss bleibt sich bei der kohlenhydrat- und säurearmen Ernährung etwa gleich wie in der landesüblichen Kost. Wir verbrauchen zwar keinen Joghurt und Quark und sehr wenig Milch, dafür aber erheblich mehr Käse. Einzig der Eierbedarf ist bei unserer Ernährungsweise etwas grösser, er hält sich im Rahmen von 1 – 2 Eiern pro Tag und Person. Dafür entfällt der Anteil an versteckten Eiern, weil wir praktisch keine mit Ei oder Eipulver aufbereiteten Backwaren und Süßspeisen essen.

Bei unserer Tätigkeit als Therapeuten und durch jahrzehntelange intensive Mitarbeit in grossen Gesundheitsorganisationen wie auch durch die eigenen Erfahrungen haben wir reichlich Gelegenheit gehabt, die Auswirkungen der verschiedenen Ernährungsmethoden zu beobachten. Aufgrund dieses umfangreichen Beobachtungsmaterials sind wir zu der Schlussfolgerung gelangt, dass Vegetarier im allgemeinen keinen besseren Gesundheitszustand aufweisen als vernünftige Fleischesser. Oft ist sogar das Gegenteil der Fall, denn überdurchschnittlich viele der sich eiweissarm ernährenden Menschen leiden an Schwächezuständen und Blutarmut.

Wir haben festgestellt, dass manche Reformkostanhänger ein Vermögen für Aufbau- und Stärkungsmittel ausgeben und mit einer eigenartigen Hektik ständig nach neuen Super-Wundermitteln Ausschau halten. Die Zeitschriften über neuzeitliche Ernährung sind voller Anpreisungen von angeblich für die Erhaltung oder Verbesserung der Gesundheit unerlässlicher Spezialprodukte. In diesem Zusammenhang etwas seltsam mutet auch die Tatsache an, dass besonders viele Ärzte und Kurkliniken, die vegetarische Ernährung empfehlen, auf Frischzellentherapie spezialisiert sind. Es scheint uns einfach grotesk, wenn man den Klienten rät, kein Fleisch zu essen; dafür spritzt man ihnen das "Fleisch" für teures Geld in den Leib.

Mit diesen Ausführungen wollen wir keineswegs die Behauptung aufstellen, Fleisch sei für die menschliche Ernährung unerlässlich. Wir möchten damit lediglich sagen, dass man es ohne Bedenken essen darf. Wer aus ethischen oder sonstwelchen Gründen fleischlos leben möchte, hat die Möglichkeit, seinen Eiweissbedarf durch Käse, Eier und allenfalls Fisch zu decken. Dadurch wird der Speiseplan freilich etwas monotoner, es lässt sich aber auch damit gut leben.

DIE CHOLESTERIN-ANGST

Kaum eine Ernährungshypothese hat in den letzten drei Jahrzehnten den Speisezettel ernährungsbewusster Konsumenten stärker beeinflusst als die Angst vor zu hohem Cholesterin. Margarine statt Butter, wenig Käse, Rahm, Eier, dafür entrahmte Milch, Magerquark, mageres Fleisch; Kochgeräte für eine fettarme Speisezubereitung.
Das waren die Leitsätze der Ernährungsspezialisten. Ich verwende hier bewusst das Wort w a r e n , wenngleich vielerorts auch heute noch diese Ansichten vorherrschen. Nur langsam und ohne viel Aufhebens wird diese diätetische Fehlinterpretation schrittweise korrigiert. Die Wissenschaft tut sich offensichtlich schwer, diesbezüglich Berichtigungen zu veröffentlichen, denn das nachfolgende Zitat stammt aus einem Bericht des bereits 1977 in Hamburg durchgeführten Symposiums "Fette und Infarktrisiko" (Coop-Züri-Spiegel Nr. 6, 10.2.1983):

"Wir müssen die Fetthypothese aufgeben, denn sie hat uns in der Arterioskleroseforschung keinen Schritt weitergebracht, und wir müssen auch den Mut haben, der

Bevölkerung einzugestehen, dass wir zwanzig Jahre lang falsche Ernährungsratschläge gegeben haben. Wir müssen den Leuten wieder die Angst vor dem Verzehr von Butter, Eiern und Fleisch nehmen; Nahrungsmittel, die jahrtausendelang gesund waren und es noch immer sind."

Gleichzeitig werden nun die bisher als "essentiell" (lebenswichtig) bezeichneten hochungesättigten Fettsäuren (auch Linolsäure genannt) in ihren Auswirkungen auf die Gesundheit in Frage gestellt; sie können bei reichlichem Konsum Leber und Nieren schädigen und Blutarmut auslösen. Diese Entdeckung machte der Pharma- und Toxikologe Dr. Hans Bräuer, Inhaber eines privaten Forschungsinstituts für klinische Chemie in München. Unter den vielen Patienten, die von freipraktizierenden Ärzten zur Blutfettbestimmung in das Bräuer-Institut geschickt wurden, fielen ihm immer wieder solche auf, die hochgradig blutarm waren, gleichzeitig aber einen sehr niedrigen Cholesterinspiegel aufwiesen. Die betreffenden Personen hatten alle seit langem aus Furcht vor hohen Cholesterinwerten ihren gesamten Fettverbrauch auf den Verzehr von essentiellen Fettsäuren umgestellt und cholesterinreiche Nahrungsmittel gemieden. Durch eine erneute Umstellung der Ernährung auf cholesterinreiche Nahrung wurde die Blutarmut geheilt.

Seine an Menschen gemachten Beobachtungen überprüfte Dr. Bräuer im Tierversuch und fand sie bestätigt. Diejenigen Tiere, denen zusätzlich zum normalen Futter pro Kilogramm Körpergewicht je 1,5 Gramm Diätmargarine oder Distelöl verabreicht wurde, zeigten nebst den oben erwähnten Schädigungen ein schwabbeliges und wässeriges Gewebe und hatten nach drei Monaten viermal soviel Fett in die Zellstruktur eingelagert wie die Vergleichsgruppen, die cholesterinreiches Frischeidotter oder Butter in gleichen Mengen als Zusatz bekommen hatten.

Laut Dr. Bräuer und auch Prof. Dr. H. Mohler, Zürich (NZZ Nr. 16, v. 20.1.1983) ist in Fachkreisen der Standpunkt, Cholesterin sei ein Risikofaktor für Arterienverkalkung, Herzinfarkt, Gefässverschluss, Schlaganfall, usw., ins Wanken geraten. Aufgrund von umfangreichen Forschungsergebnissen weiss man heute, dass Cholesterin ein wichtiger Baustoff in den Körperzellen ist und dass reines, frisches Cholesterin die Gefässwände nicht angreift. Verklebungen in den Blutgefässen und dadurch eine Verengung oder gar Blockierung des Blutflusses durch Cholesterineinlagerungen kommt nur vor, wenn die Gefässinnenhaut, das sogenannte Endothel, beschädigt ist.

Wie es jedoch zu Beschädigungen des Endothels kommt, darüber zerbrechen sich die Wissenschafter noch den Kopf. Man hat zwar festgestellt, dass Alkohol und Nikotin sich diesbezüglich ungünstig auswirken; daher auch der Ausdruck "Raucherbein" bei entsprechenden Durchblutungsstörungen.

Damit dürfte freilich ein konkreter Hinweis auf mögliche Ursachen gegeben sein. Nach unserer Ansicht sind es Kreislaufgifte, die eine Reizung und Entzündung und dadurch eine Aufrauhung der feinen Schleimhautauskleidung der Blutgefässe verursachen. Als weitere Kreislaufgifte nebst Alkohol und Nikotin können Medikamente, Stoffwechsel- und Übermüdungsgifte eine wichtige Rolle spielen.

Der Cholesterinspiegel als Indikator

Obwohl nun das Cholesterin aufgrund der heutigen Erkenntnisse seinen Ruf als Feind unserer Gesundheit verliert, so sind wir persönlich der Meinung, dass der Cholesterinspiegel als Indikator auch weiterhin nicht ausser acht gelassen werden darf. Nach dem hier aufgezeichneten Stand der Forschung ist das Cholesterin keine schädliche, sondern eine lebensnotwendige Substanz. Ein zu hoher Cholesterinspiegel kann aber gleichwohl als Warnzeichen dienen, wenn etwas im Stoffwechselgeschehen nicht in Ordnung ist.
Die Forscher Prof. Yudkin, London und Dr. med. Lutz, Salzburg, haben schon vor Jahrzehnten im praktischen Experiment an Tieren und Menschen den Beweis erbracht, dass nicht die cholesterinhaltigen Lebensmittel, sondern die Kohlenhydrate (Zucker, Zerealien) ein Ansteigen der Blutfettwerte verursachen. Aufgrund dieser Forschungsarbeiten haben wir es gewagt, cholesterinhaltige Nahrungsmittel in nicht unbedeutenden Mengen in unser Ernährungskonzept einzubauen. Demgegenüber tolerieren wir konzentrierte Kohlenhydrate (Süssigkeiten, Brot, Mehlspeisen, Reis, Mais, Teigwaren, Getreideflocken) wenn überhaupt, nur in minimalen Quantitäten und nur für gesunde Personen.

Die Warnung der Ernährungsfachleute vor Gesundheitsschädigungen durch Cholesterin veranlassten uns, diesbezüglich ein wachsames Auge zu haben. Über mehrere Jahre liessen wir regelmässig unsere eigenen Blutfettwerte überprüfen und empfahlen auch unseren Patienten, bei Laboruntersuchungen ihren Cholesterinspiegel kontrollieren zu lassen. Unsere umfangreichen Beobachtungen bestätigen die Forschungsergebnisse der obgenannten Kapazitäten.

Unsere eigenen Cholesterinwerte lagen immer im normalen Bereich, oft sogar unter 200 mg (als normal bezeichnet man für Personen über 45 Jahre 150 − 250 mg). Bei zahlreichen Ratsuchenden, die mit zu hohem Cholesterinspiegel zu uns kamen, konnte man nach einigen Monaten "Schaub-Kost" eine Normalisierung der Werte feststellen. Manche von ihnen hatten zuvor über mehrere Jahre eine cholesterinarme Kost eingehalten und dazu erst noch die vom Arzt verordneten cholesterinsenkenden Medikamente eingenommen, ohne den gewünschten Erfolg zu erreichen.

Vereinzelt gibt es Personen, welche als ererbte Disposition einen erhöhten Cholesterinspiegel haben. Wie wir in unserer Praxis beobachtet haben, muss ein veranlagungsbedingter Cholesterinhochstand nicht unbedingt zu Herz- und Kreislauferkrankungen führen. Die praktische Erfahrung zeigt sogar, dass bei einer entsprechenden Ernährung der Gefässzustand und die Durchblutung von bereits geschädigten Körperpartien trotz relativ hohem Cholesterin wieder besser werden können. Eine unserer Patientinnen hatte schon zwei schwere Gefässoperationen gehabt. Zwei Jahre danach stellten sich erneut arge Krämpfe in den Beinen nach kurzem Gehen ein (Schaufensterkrankheit). Der Arzt hatte grosse Bedenken wegen einer weiteren Operation. Durch die Kostumstellung nach unseren Richtlinien und mit einer Anzahl Entspannungsbehandlungen verlor die Dame ihre Beschwerden vollständig. Sie konnte wieder Bergtouren bis zu acht Stunden bewältigen und dies bei einem Cholesterinwert von 335 mg. Heute − 14 Jahre später − besucht die Frau mit ihren jetzt 72 Jahren immer noch unsere Gymnastikstunden.

DIE FETTSTOFFE

Heute stehen uns zahlreiche tierische und pflanzliche Fette und Oele zur Verfügung. Über den gesundheitlichen Wert der verschiedenen Nahrungsfette existieren recht unterschiedliche Meinungen. In der Fachliteratur ist von der Befürwortung wie auch der Ablehnung der kaltgepressten Oele bis zur Empfehlung von Schweinefett als Krankenkost alles zu finden. Die Oel- und Fettaufbereitungsindustrie hat Dank der chemischen und technischen Entwicklung einen hohen Stand erreicht. Das Angebot ist vielfältig, die Empfehlungen sind es ebenso.

In der Diätetik wird eine erhebliche Einschränkung des Fett- und Oelkonsums empfohlen, insbesondere bei Leber-Gallenleiden und Fettleibigkeit. Bei Leber-Gallenpatienten kommt man indes zunehmend von der Fettbeschränkung ab, weil durch diese Massnahme keine wesentliche Besserung festgestellt werden konnte. Dass Übergewichtige mit fettarmer Ernährung in den wenigsten Fällen einen Dauererfolg erreichen, dürften unzählige Betroffene bereits erfahren haben.

Fett ist ein konzentrierter Energiespender. Es liefert uns doppelt so viele Kalorien wie die Kohlenhydrate. Diese Eigenschaft bewirkt eine lange anhaltende Sättigung und eine konstante Energieversorgung des Organismus über mehrere Stunden nach den Mahlzeiten. Dadurch ergeben sich nur geringe Blutzuckerschwankungen. Bei einer ausgewogenen Kost mit ausreichendem Fettgehalt sinkt deshalb das Bedürfnis nach Zwischenmahlzeiten, Süssigkeiten und stimulierenden Konsumationen wie Kaffee, Cola, Zigaretten usw. erheblich.

Fett macht nicht dick

Die Annahme, unsere Nahrungsfette seien für das Übergewicht verantwortlich, ist unrichtig und bereits durch namhafte Wissenschaftler experimentell widerlegt. So haben Prof. Wieland in München, Prof. Huth und Dr. Kaspar an der Universität Giessen, in Tierversuchen und beim Menschen — insbesondere mit fettsüchtigen Patienten — den Beweis erbracht, dass sogar bei übermässiger Fettzufuhr kein Gewichtsanstieg, sondern eine Gewichtsabnahme zu verzeichnen ist, wenn die Kohlenhydrate gemieden werden.

Wir konstatieren bei unserer ausreichend fetthaltigen, aber kohlenhydratarmen Ernährung immer eine Regulierung des Körpergewichts. Bei konsequenter Einhaltung der Anweisungen können übergewichtige Personen innerhalb eines Jahres 15 bis 20 Kilo verlieren und diese Reduktion auch halten. Mitunter beobachten wir bei dieser doch gehaltreichen Kost sogar ein vorübergehendes Absinken des Körpergewichts unter das normale Niveau, was die Betroffenen und ihre Angehörigen manchmal ängstigt. In den meisten Fällen gleicht sich der übermässige Gewichtsverlust nach einigen Monaten wieder aus. Nur bei besonders sensitiven und bei arbeitsmässig überforderten oder seelisch stark belasteten Personen bleibt das Gewicht gelegentlich an der unteren Grenze. Sie fühlen sich dabei jedoch meist trotzdem wohler als vorher im übergewichtigen Zustand.

Wenn der Organismus die für die Lebensfunktionen und für die Arbeitsleistung erforderlichen Kalorien in Form von Fett statt als Kohlenhydrate zugeführt bekommt, scheint sich dadurch eine andere Stoffwechselsituation zu ergeben. Die so unerwünschte und unästhetische Zellulitis an Schenkeln, Hüften und Oberarmen verschwindet meist. Auch tritt bei dieser Ernährungsweise nach grossen körperlichen Leistungen kaum mehr Muskelkater auf.

Leber-Gallenkranke und besonders Gallenblasenoperierte haben oft Bedenken, auf die etwas fettreichere Ernährung umzustellen. Die praktische Erfahrung hat in den anderthalb Jahrzehnten gezeigt, dass Butter, Rahm, fetthaltige Speisen und auch Eier gut vertragen werden, wenn Zucker und Getreide nicht im Speisezettel enthalten sind. Es ist lediglich darauf zu achten, dass keine stark erhitzten Fette und Oele konsumiert werden.

Schlechte Fette sind gefährlich

Wichtiger als die Frage, ob Tier- oder Pflanzenfett, scheint uns die Qualität der Produkte zu sein. Die verschiedenen handelsüblichen Erzeugnisse weisen je nach Ausgangsprodukt und Herstellungsverfahren verschiedene Eigenschaften und mitunter erhebliche Qualitätsdifferenzen auf. Besondere Aufmerksamkeit verdient dabei die Haltbarkeit oder besser gesagt, die relativ leichte Verderblichkeit von Fettstoffen. Fette und Oele sowie fetthaltige Nahrungsmittel können von Schimmel befallen und dadurch ranzig werden. Die an diesem Vorgang beteiligten Schimmelpilze produzieren ein krebserzeugendes Toxin, das "Aflatoxin". Wie schnell diese Mikroorganismen die Fettwaren durchsetzen und sie dadurch für unsere Ernährung ungeeignet oder gar gefährlich werden lassen, hängt von verschiedenen Faktoren ab. Von Bedeutung sind dabei: Sauerstoffzutritt, Licht, Wärme, Feuchtigkeit, Hygiene bei der Aufbereitung, Verpackung und Lagerung.

Ein weiteres Problem ist die Oxydation. Durch Sauerstoffeinwirkung und Erhitzen können toxische (giftige) Oxydationsprodukte (z.B. Peroxyde) entstehen, die sich im Organismus, insbesondere in der Leber ungünstig auswirken. Sie gelten ebenfalls als krebsfördernd. Hochungesättigte Fettsäuren oxydieren rascher als gesättigte. Pflanzenfette und -Oele mit einem hohen Gehalt an essentiellen Fettsäuren sind deshalb weniger lange haltbar und müssen sorgfältiger behandelt werden.

Mitunter beobachtet man nach dem Genuss von fettgebackenen Speisen (Pommes frites, Pommes Chips usw.) oder von fett- oder ölhaltigen Fabrikaten (Mayonnaisen, Margarinen, Nussbutter, Mandelpuree, Leinsamenprodukte usw.) und gelegentlich auch nach Wurstwaren, auf der Schleimhaut der Mundhöhle, an der Zunge oder auf den Lippen kleine Bläschen. Nach einigen Tagen gehen diese auf und treten dann als weisslich-gelb belegte, sehr schmerzhafte Geschwürchen (Aphten genannt) in Erscheinung. Für das Auftreten der Aphten können von Schimmelpilz befallene (ranzige) oder zu stark erhitzte (verbrannte) Fette und Oele verantwortlich sein. Vorsicht ist diesbezüglich bei Butter geboten; sie verbrennt beim erwärmen sehr schnell. Aphtenbefall zeigt sich häufig auch nach dem Verspeisen von Nüssen und ist ein Zeichen dafür, dass diese bereits verschimmelt waren. Bei industriell verarbeiteten Produkten ist der ranzige Geschmack oft nicht wahrnehmbar; manchmal wird er durch künstliche oder andere Aromen überdeckt.

Die Wahl der Nahrungsfette und -Öle

Der Konsument kann sich nur schwer ein sachliches Urteil über die Qualität der verschiedenen Produkte bilden. Er muss sich darüber klar sein, dass das, was als "Information" verbreitet wird, zum grossen Teil aus der Feder von Reklamefachleuten stammt. Die Werbung bemüht sich, den Käufer vom Wert einer Ware zu überzeugen und verwendet dazu häufig wissenschaftliche Grundlagen. Dies wirkt sich in der Bevölkerung meinungsbildend aus. Eine neutrale, nicht am Verkauf bestimmter Fabrikate interessierte Informationsstelle fehlt. Wir haben uns durch bekannte und weniger bekannte Publikationen informiert und den ganzen Fragenkomplex mit mehreren Fachleuten durchgesprochen. Trotzdem beurteilen wir die verschiedenen Produkte vorwiegend nach den von uns gemachten Beobachtungen. Das Folgende gilt aber nur als Hinweis und ist nicht als endgültig zu betrachten; denn kaum auf einem Gebiet wie diesem gelangt die Forschung immer wieder zu neuen Erkenntnissen. Manche Firmen bemühen sich ausserordentlich, die Fabrikationsverfahren nach dem neuesten Stand der Wissenschaft laufend auszubauen. In der Folge wollen wir die bekannten Produkte kurz besprechen.

Speiseöle

Als Speiseöle haben wir hauptsächlich Sonnenblumen-, Oliven-, Erdnuss- und Rapsöl auf dem Markt. Die handelsüblichen Öle sind durch einen sogenannten Raffinationsprozess aufbereitet. Dabei werden sie von Pressrückständen gereinigt, entschleimt, entsäuert, gebleicht und durch Wasserdampfdestillation von unerwünschten Geruchs- und Geschmacksstoffen befreit. Sonnenblumen-, Oliven- und Rapsöl sind nach diesem Veredlungsverfahren mindestens 6 Monate, Erdnussöl ein Jahr haltbar. Sie eignen sich deshalb für die Vorratshaltung.

Für die Zubereitung von Salatsaucen und Mayonnaisen wie auch zum Dämpfen von Gemüse, Braten von Kartoffeln (Rösti usw.) und für das kurze Anbraten von Fleisch empfehlen wir Sonnenblumenöl oder Olivenöl. Die in der Schweiz aufbereiteten Sonnenblumenöle sind von ausgezeichneter Qualität. Sie weisen einen hohen Gehalt an essentiellen Fettsäuren auf und sollten deshalb nicht stark und lang erhitzt werden. Erhebliche Qualitätsunterschiede bestehen bei den verschiedenen Marken von Olivenöl, die meist verbrauchsfertig in unser Land kommen. Für die Wahl eines guten Olivenöls muss man den Geschmackssinn zu Hilfe nehmen. Erdnussöl eignet sich besonders für längeres, starkes und mehrfaches Erhitzen, somit auch für Fritüre. Rapsöl enthält Erucasäure, und von dieser weiss man noch nicht sicher, ob sie für die Gesundheit unschädlich ist. Es werden zur Zeit neue Rapssorten gezüchtet, welche diese Säure nicht mehr enthalten sollen.

Kaltgepresste Öle

Kaltgepresste Öle werden vielfach für besonders wertvoll gehalten. Dazu Prof. Mohler*: "Untersuchungen haben ergeben, dass zwischen kaltgepressten und in der Wärme extrahierten Sonnenblumenölen hinsichtlich des Gehaltes an essentiellen Fettsäuren und an Vitamin E kein Unterschied besteht." Drei verschiedene Lebensmittelchemiker, die wir wegen Fett-

*Mohler, Sinn und Unsinn unserer Ernährung 1972

fragen konsultierten, nahmen unabhängig voneinander eine ablehnende Haltung gegenüber kaltgepressten Ölen und Fetten ein. Ihre Begründung: Rohe Öle enthalten noch freie Fettsäuren und Schleimstoffe. Diese verursachen einen bitteren Geschmack und beeinträchtigen die Haltbarkeit. Die Schleimstoffe bilden einen guten Nährboden für Bakterien; deshalb können kaltgepresste Öle und kaltgeschlagene Margarinen schneller ranzig werden als raffinierte Produkte.

Butter

Wie die praktische Erfahrung zeigt, belastet die Butter unseren Gesundheitszustand keineswegs, wenn wir sie nicht aufs Brot streichen und mit Konfitüre beladen. Es ist nämlich nicht die Butter, sondern das Brot und die Konfitüre, Honig oder andere süsse Brotaufstriche, die unser Cholesterin und das Körpergewicht übermässig ansteigen lassen. Butter gehört zu unseren natürlichsten und hochwertigsten Nahrungsmitteln. Unpasteurisierte Butter muss sofort verbraucht werden; die Pasteurisation verlängert die Haltbarkeit beträchtlich. Wir befürworten Tafelbutter und frische Kochbutter. Eingesottene Butter ist weniger zu empfehlen, man kann nach dem Genuss derselben öfters das Auftreten von Aphten beobachten. Butter kann man zu Pellkartoffeln (Geschwellten) essen, zum Abschmelzen von Speisen verwenden oder auf Käsescheiben streichen.

Margarinen

können aus Pflanzen- und aus Tierfetten hergestellt sein. Pflanzenmargarinen sind als solche angeschrieben. Für den Konsumenten ist es praktisch nicht möglich, die Qualität einer Margarine zu beurteilen, denn es gibt auch minderwertige Pflanzenfette. Zudem werden für die Verarbeitung dieser Speisefette Zusatzstoffe, zum Beispiel Emulgatoren, Stabilisatoren, Farb- und Aromastoffe, verwendet. Ein Lebensmittelfachmann, den ich darüber befragte, erklärte, ohne solche Hilfsstoffe wäre Margarine eine nicht sehr appetitlich aussehende Fettpaste.

Kokosfett/Kochfette

Kokosfett gilt als beliebtes und preisgünstiges Koch- und Fritürefett. Es eignet sich ausgezeichnet für die Vorratshaltung und ist bei kühler Lagerung mind. 1 Jahr haltbar. Kokosfette werden vielfach als Bestandteil in Margarinen und Kochfetten verarbeitet und sind unter verschiedenen Markennamen im Handel erhältlich. Für diesen Verarbeitungsprozess werden immer Zusatzstoffe benötigt. Wir ziehen deshalb das reine Kokosfett den Misch-Kochfetten vor.

Tierfette

Neben dem Milchfett (Butter, Rahm) stehen uns hauptsächlich Schweine- und Rinderfett zur Verfügung. Über Jahrtausende war das Tier — insbesondere in Zonen, wo wenig Oelfrüchte gedeihen – der wichtigste Fettlieferant. Heute sind Tierfette wenig gefragt; man hält sie zum Teil sogar für schädlich. Grundsätzlich eignet sich aber das Fett von gesunden Tieren für die menschliche Ernährung sehr wohl, sofern es frisch und sorgfältig aufbereitet ist. Verantwortlich für die Fragwürdigkeit von Tierfetten sind ungeeignete Fütterung und Rückstände von Chemikalien. Besonders den Schweinen wurden früher und werden mitunter heute noch saure Küchenabfälle verfüttert. In der Landwirtschaft, in der Futtermittelindustrie und in der Massentierhaltung verwendet man Schädlingsbekämpfungsmittel und Medikamente. Der Organismus lagert Rückstände davon in der Leber, den Nieren und im Fettgewebe ein. Isst der Mensch diese Innereien und das Fett solcher Tiere, dann bekommt er diesen "Segen" der chemischen Industrie gleich mitgeliefert.

Zusammenfassung

Aus den vorangehenden Darlegungen dürften die Eigenschaften der verschiedenen Speisefette und Öle ersichtlich sein. Wir meinen, man sollte Produkte mit viel wie auch mit wenig essentiellen Fettsäuren verwenden. Aufgrund unserer bisherigen Ermittlungen halten wir Sonnenblumenöl, gutes Olivenöl, Butter und Kokosfett für die von uns konzipierte Kost als geeignet. Tierfette können wir empfehlen, wenn die Tiere richtig gefüttert und nicht mit chemischen Hilfsmitteln behandelt worden sind. Bei Margarinen, Kochfetten und auch bei fertigen Salatsaucen lese man auf der Verpackung die Angaben über die Zusammensetzung und entscheide dann selbst, ob man sie konsumieren will. Kaltgepresste Öle und Speisefette befürworten wir nicht.

DIE KOHLENHYDRATE

Die Kohlenhydrate gehören zu unseren Grundnährstoffen. Sie befinden sich hauptsächlich in Zucker, Honig, Obstkonzentraten, süssen Dörrfrüchten sowie in allen Getreidearten und den daraus hergestellten Lebensmitteln. Obst, Kartoffeln, Hülsenfrüchte und Gemüse enthalten ebenfalls einen gewissen Anteil an Kohlenhydraten, er ist aber erheblich geringer als bei den erstgenannten Produkten.

Die Forschungsarbeiten von Prof. Yudkin, London, Prof. Katase, Osaka und Dr. Lutz, Salzburg, lassen erkennen, dass sich konzentriert kohlenhydrathaltige Nahrungs- und Genussmittel im Organismus von Mensch und Tier gesundheitschädigend auswirken. Sie sind – wie langjährige Beobachtungen und Experimente ergeben haben – am Entstehen von Wachstumsstörungen, Knochenzerfall, Gefässkrankheiten (Arteriosklerose), Ekzemen und vielen anderen Erkrankungen wesentlich beteiligt. Zudem greifen sie in besonderem Masse störend in den Hormonhaushalt des Körpers ein, fördern das übertriebene Längenwachstum und die sexuelle Frühreife der Jugendlichen.

Aus diesen Gründen meiden wir in unserem Speiseplan nach Möglichkeit die zucker- und getreidehaltigen Produkte. In der praktischen Erfahrung sehen wir die Richtigkeit der obgenannten Forschungsergebnisse bestätigt. Die Heilungsvorgänge stagnieren und die Patienten werden nicht beschwerdefrei, solange sie konzentriert kohlenhydrathaltige Speisen und Getränke konsumieren. Jedermann kann auch selber beobachten, wie während und nach

Feiertagen, wenn überdurchschnittlich viel Zuckerwaren und Gebäcke genossen werden, die Beschwerden und Erkrankungen rapid ansteigen.

An Kohlenhydraten kann man sich hungrig essen

Die Kohlenhydrate werden im Körper schnell verbrannt. Durch konzentrierten Kohlen-hydratkonsum steigt der Blutzucker und damit die Leistungskurve des Körpers rasch und überdurchschnittlich hoch an. Dananch sinkt beides sehr bald wieder ab, meist unter das nor-male Niveau. Dabei tritt ein Leeregefühl im Magen auf. Im Extremfall wird es den Leuten sogar schwarz vor den Augen, manchmal kommt es auch zu Herzklopfen. Dieser Zustand ruft wiederum ein Essbedürfnis und Lust auf Süssigkeiten hervor. Durch die erneute Zu-fuhr von Kohlenhydraten bessert sich das Befinden sofort, doch das Spiel beginnt von vorne: Kohlenhydratgenuss — rapider Blutzucker- und Leistungsanstieg — nach kurzer Zeit übermässiges Absinken des Blutzuckers mit Leistungstief — erneutes Essbedürfnis. Die Menschen essen sich buchstäblich hungrig an den Kohlenhydraten. Wegen des dabei auftre-tenden Schwächegefühls vermögen sie ihre Esslust überhaupt nicht zu beherrschen. Die Blutzuckerschwankungen können mit der Zeit so stark werden, dass die Leute mitten in der Nacht vor Hunger erwachen und etwas essen müssen, um überhaupt wieder einschlafen zu können.

Noch nie sind den Menschen die Kohlenhydrate in so reichlichen Mengen zur Verfügung ge-standen wie heute. In den Industriestaaten werden gegenwärtig jährlich ca. 40 − 45 kg Zucker pro Kopf verbraucht. Der Konsum an Brot, Gebäck, Teigwaren, Reis, Mehlspeisen und Getreideflocken (letztere werden meist noch gesüsst gegessen) ist ebenfalls beträcht-lich. Gleichzeitig nimmt die krankhafte Eßsucht zu.

Die Folge dieser Essweise ist in sehr vielen Fällen ein den Körper und die Seele belastendes Übergewicht. Mitunter kommt es allerdings bei kohlenhydratreicher Kost und trotz häufi-gem Essen auch zu Untergewicht. Dies ist besonders dann der Fall, wenn gleichzeitig zu we-nig Eiweiss gegessen wird, zum Beispiel bei Vegetariern und Rohköstlern. Man erkennt den Eiweissmangel dieser Getreide-Esser häufig an ihrer schrumpfligen Haut. Nach Dr. Lutz, Salzburg (Leben ohne Brot*), kann eine überreiche Kohlenhydratzufuhr die Kalorienver-brennung so stark anfachen, dass der Organismus schliesslich körpereigenes Eiweiss, beson-ders Knochenmark, Muskel- und Knochengewebe abbaut und verbrennt. Die Leute mögen dann essen, soviel sie wollen, sie sehen dabei trotzdem wie ein mit Haut überzogenes Skelett aus.

Der Kohlenhydratkonsum in Form von Zucker behindert auch die Eiweissverdauung. Süssigkeiten verderben bekanntlich den Appetit. Wenn sie in den Verdauungskanal gelan-gen, stellt der Magen die Produktion von Magensäure ein. Der Körper meldet dies durch einen momentanen Appetitmangel. Ohne Magensäure können die Eiweißstoffe nicht mehr verdaut werden. In diesem Zusammenhang wirkt sich der Genuss von süssen Lebens- und Genussmitteln vor und zu den Mahlzeiten besonders ungünstig aus. Ein 3 dl-Fläschchen süs-ses Mineralwasser enthält z.B. 30 g Zucker = 7 1/2 Würfelzucker, 1 lt Süssgetränk 100 g Zucker = 25 Würfelzucker. Durch die Zufuhr solcher Zuckermengen vermag der Organis-mus das in den Speisen enthaltene Eiweiss nur noch ungenügend auszuwerten, was zu einem schweren Eiweissmangel führen kann.

* Dr. med. Wolfgang Lutz: "Leben ohne Brot", Selecta-Verlag, München, 1970

VITAMINE

sind Nahrungsbestandteile, die als Wirkstoffe in zahlreichen Körperfunktionen eine wichtige Rolle spielen. Eine länger andauernde ungenügende Vitaminversorgung kann Mangelkrankheiten verursachen. Durch übermässige Zufuhr treten aber u.U. ebenfalls Krankheitserscheinungen auf. Mängel entstehen hauptsächlich durch den Genuss denaturierter Lebensmittel oder bei unsorgfältiger Zubereitung der Speisen. Auch eine schlechte Darmsituation infolge ungeeigneter Ernährungsweise (Zersetzungszustände — chronische Reizung der Darmwände), kann die Resorption von Vitaminen behindern. Hypervitaminosen (Schädigungen durch zu viel Vitamine) entstehen meist bei der häufigen Einnahme von Vitaminpräparaten oder durch den überreichen Konsum konzentriert vitaminhaltiger Nahrungs- und Stärkungsmitteln.

Als Folge der intensiven Werbung für vitaminhaltige Produkte wird heute die Vitaminfrage überbewertet. Der einseitig orientierte Konsument läuft dadurch Gefahr, auf diesem Sektor des Guten zuviel zu tun. Dies ist insbesondere beim Vitamin-C der Fall, wo die Leute im Glauben, ihren Gesundheitszustand damit zu verbessern, Orangen, Grapefruits, Citronen, schwarze Johannisbeeren, Sanddorn und deren Säfte oder Vitaminbrausetabletten in beachtlichen Mengen konsumieren. Ein gesundheitlicher Nutzen von solchen Vitamin-C-Zufuhren konnte bis jetzt auch von der Wissenschaft nicht nachgewiesen werden. Kaum jemand aber weiss, wie bedenklich, ja in hohem Masse gesundheitsschädigend die in diesen Früchten, Säften und Präparaten enthaltenen Säuren für den Organismus sind. Der Tagesbedarf an Vitamin-C lässt sich durch etwas einheimisches Obst, ein normales Quantum Kartoffeln und Gemüse oder Salat voll decken. Dieselbe Situation haben wir bei den B-Vitaminen. Vielfach glaubt man, diese seien nur im Vollgetreide enthalten. Entsprechend wird Vollkornbrot usw. gegessen. Die verschiedenen B-Vitamine kommen unter anderem im Eigelb, Käse, Fleisch, Fisch und in mehreren Gemüsen vor, so dass man deswegen keineswegs den Verdauungsapparat mit den schwer aufspaltbaren, Blähungen verursachenden Vollkornprodukten strapazieren muss.

Grundsätzlich kommt es gar nicht so sehr darauf an, wieviele Vitamine wir uns zuführen. Weit wichtiger ist es, die Verdauungsorgane in Ordnung zu bringen und dafür besorgt zu sein, dass sie in gutem Zustand bleiben. Nur so können die in der Nahrung enthaltenen Vitamine vom Darm überhaupt aufgenommen und dem Organismus zugeführt werden.

Mit einer ausgewogenen, natürlichen Ernährung ist für den gesunden Menschen das Gleichgewicht im Vitaminhaushalt gewährleistet. Auch bei gesundheitlichen Störungen müssen nicht immer zusätzlich Vitamine zugeführt werden. Meist genügt es, die sogenannten „leeren Kalorien", Zucker, Weissmehl usw. und daraus hergestellte Produkte auf ein Minimum zu beschränken; auch wenn diese allenfalls mit Vitaminen angereichert sind. Kartoffeln sind gesünder als ein vitaminisierter Reis. Bei gewissen Erkrankungen können etwelche Vitamingaben angezeigt sein, doch wäre dies eigentlich Sache des Arztes, solche zu verordnen.

DIE MINERALSALZE

sind anorganische Elemente, die nur in kleinen Spuren im Organismus von Mensch und Tier, in den Pflanzen, im Wasser, in der Erde und im Gestein vorkommen. Man bezeichnet sie deshalb auch als Spurenelemente. Die verschiedenen Mineralstoffe sind Bestandteile in unseren Körperzellen und beeinflussen lebenswichtige Funktionen. So spielen Eisen und Kupfer bei der Blutbildung eine Rolle, Jod greift in die Schilddrüsenfunktion ein, Bor steigert die Stoffwechselvorgänge usw. Andere Mineralien verleihen den Körperzellen Festigkeit und erhöhen die Widerstandskraft gegen Kälte, Infektionen und Krankheiten. Die ganze Funktionsfähigkeit unserer Organe und Gewebe und damit unsere Leistungsfähigkeit hängt aber nicht nur vom Vorhandensein, sondern auch vom richtigen Verhältnis der Mineralsalze ab. Ein allgemeiner Mineralstoffmangel oder ein Zuwenig oder Zuviel von einzelnen Elementen kann gesundheitliche und nervöse Störungen bewirken.

Die Mineralsalze gelangen aus der Erde in die Pflanzen und von dort in den Körper von Tier und Mensch. Unsere Mineralstoffversorgung hängt somit weitgehend vom Mineralsalzgehalt unserer Nahrung und dieser wiederum von der Spurenelement-Komposition im Boden ab. So baut sich ein optimaler Gesundheitszustand des Menschen auf den biologischen Kreislauf von „gesundem Boden — gesunden Pflanzen — gesunden Tieren" auf.

Für den Menschen kann sich ein Mangel an Spurenelementen ergeben:

a) wenn der Boden auf dem seine Nahrung wächst, durch Übernutzung, Monokulturen, ungeeigneten Fruchtwechsel oder einseitige Düngung an Mineralien verarmt;

b) wenn die Tiere, die uns Nahrung liefern, wegen mineralstoffarmem Futter oder infolge zu grosser Leistungssteigerung und Intensivmast selber einen Mineralstoffmangel aufweisen;

c) durch unsorgfältige Zubereitung der Speisen. Wenn man bereits zerkleinertes Gemüse wässert oder das Kochwasser von Gemüse weggiesst, schwemmt man wertvolle Nährsalze aus;

d) durch einen übermässigen Mineralstoffverlust des Organismus. Wie langjährige Untersuchungen des österreicher Arztes Dr. Rumler ergeben haben, scheiden die Nieren bei einer Verschiebung des Säure-Basenhaushaltes nach der sauren Seite hin zuviel Kalzium aus. Kalziummangel führt zu Knochenzerfall, erhöhter Anfälligkeit für Entzündungen und Infektionen wie auch zu Nervenschwäche und Gemütsstörungen.

Die Natur bietet uns wenig Möglichkeit, übermässige Mengen von Spurenelementen zuzuführen. Diese Gefahr kommt vielmehr aus der Küche der Chemie, welche die verschiedenen Salze zur Herstellung zahlreicher Fabrikate verwendet. Ihre Produkte haben Einzug gehalten in der Landwirtschaft, in der Lebensmittel-, Heilmittel-, Prophylaxe-, Hygiene- und Kosmetikindustrie und in der Trinkwasseraufbereitung. Da kann es vorkommen, dass man fluoridiertes Wasser trinkt, die Speisen mit fluorhaltigem Kochsalz würzt, gegen Karies Fluortabletten einnimmt und seine Zähne mit Fluorpaste putzt. Fluor ist in geringen Spuren im Körper vorhanden und notwendig, in Überdosis aber wird es zu einem Störungsfaktor im Knochenbau und belastet die Nieren. Der amerikanische Professor D.G. Steene bezeichnet Fluor als ein schlimmes Gift. Es gab schon Todesfälle von Dosen mit 0,2 - 0,7 g. In einer Zahnpastatube kann 0,05 - 0,13 g Fluor enthalten sein. Ähnliches gilt für andere Stoffe wie zum Beispiel Quecksilber usw. Man denke nur an die durch Quecksilber verursachte Minimata-Krankheit in Japan. Quecksilber wird auch zum Beizen von Saatgetreide verwendet und ist im Abwasser von Kunstdüngerfabriken zu finden. Von manchen Substanzen kennt man allfällige Auswirkungen noch nicht. Oft dauert es eine recht lange Zeit, bis negative Begleiterscheinungen überhaupt erkannt, anerkannt, und dann nochmals mehrere Jahre, bis sie eliminiert werden.

Für den an der Erhaltung seiner Gesundheit interessierten Menschen ergibt sich daraus die Konsequenz, so wenig wie möglich chemisch aufgearbeitete oder auf chemischer Grundlage produzierte Produkte zu verwenden.

Die auf biologische Anbaumethoden ausgerichteten Landwirtschafts- und Gartenbaubetriebe achten in besonderem Masse auf einen harmonischen Mineralstoffgehalt ihrer Böden. Zudem bemühen sie sich, mit so wenig Chemie wie möglich auszukommen.

Von den Gegnern der biologischen Wirtschaftsweise wird zwar vielfach erklärt, bei chemisch-analytischen Untersuchungen seien keine Unterschiede zwischen biologisch und konventionell produzierten Produkten zu erkennen. Bio-Erzeugnisse sind gelegentlich eher kleiner und etwas unansehnlicher, was als schlechtere Qualität taxiert wird. Man esse aber einmal einen — vielleicht weniger makellosen — ,,Bio-Apfel'' und einen Apfel derselben Sorte aus dem Intensivobstbau. Danach weiss man genau, dass ein Unterschied besteht. Dasselbe Experiment lässt sich auch mit Karotten durchführen; richtige Bio-Karotten schmecken süss, die anderen haben oft ein bitteres Aroma. Der handelsübliche Blumenkohl stinkt beim Kochen, Bio-Blumenkohl duftet. Wir sollten uns deshalb bei der Wahl der Produkte nicht allein vom Auge, sondern weit mehr noch vom Duft und vom Geschmack leiten lassen. In dieser Hinsicht sind die echten Bio-Erzeugnisse der üblichen Handelsware eindeutig überlegen.

DAS KOCHSALZ

Die Verwendung von Kochsalz ist in der heutigen Küche allgemein üblich. Wenn man aber von Diät spricht, meint man auch meist salzarm oder mit Diätsalz würzen. Bluthochdruck-Patienten, Nierenkranken und übergewichtigen Personen empfiehlt man salzlose Kost. In der Reformküche wird Salz mehr noch als Zucker gemieden.

Aufgrund unserer Beobachtungen sind wir heute anderer Meinung. Sicher ist die Zufuhr von viel Salz nicht von Gutem. Bei schweren Erkrankungen mag eine salzarme Verpflegung angezeigt sein. Ohne zwingende Gründe sollte man aber auf den Konsum von normalen Mengen Koch- und Tafelsalz nicht verzichten. Menschen, die über lange Zeit salzarm essen, zeigen öfters eine gewisse Verdauungsschwäche. Sie haben besonders Mühe, Eiweiss (Eier, Käse, Fleisch, Fisch) zu verdauen. Vielfach zeigt sich dies durch eine ausgesprochene Abneigung gegenüber solchen Speisen.

Eiweiss wird im Magen durch die Magensäure verdaut. Der Organismus benötigt zur Produktion von Magensäure gewisse Stoffe, die im Kochsalz enthalten sind. Ein langandauernder Entzug von Salz kann einen Mangel an Magensäure und dadurch wiederum eine schlechte Eiweissverdauung zur Folge haben. Unzureichend verdautes Eiweiss aber fällt im Darm einem Fäulnisprozess anheim, wobei Verwesungsgifte entstehen. In solchen Fällen riecht der Stuhlgang sehr widerwärtig.

In Reformerkreisen wird immer wieder mit dem Hinweis auf die Gefahr von Darmfäulnis vor dem Genuss von tierischem Eiweiss gewarnt. Gerade diese Leute leben aber häufig auch salzarm und manche von ihnen leiden unter Verdauungsschwäche, weil ihr Magen zu wenig Magensäure produziert. Unter diesen Umständen können sie die eiweisshaltigen Nahrungsmittel nur mangelhaft verdauen und damit ist die Disposition für Fäulnisvorkommen im Darm gegeben. Die betreffenden Menschen zeigen wegen ihrem Eiweissmangel oft auch allgemeine Schwächezustände und mitunter eine ausgesprochene Abneigung gegen den Genuss von Fleisch und Eier. Nach unserer Erfahrung ist es ausserordentlich schwierig, den Gesundheitszustand solcher Personen zu verbessern. Wenn die Eiweissverdauung nicht richtig funktioniert, dann fehlt es dem Körper an Aufbau-, Regenerations- und Schutzstoffen und an den Grundelementen zur Produktion von Hormonen und Enzymen. Dadurch fehlt es ihnen auch an Verdauungskraft, um die zugeführte Nahrung auszuwerten, denn die Verdauungsenzyme bestehen aus Eiweiss.

Wir haben festgestellt, dass bei einer allgemein richtigen Ernährung ein normaler Salzkonsum nicht nur drin liegt, sondern sogar notwendig ist. Salz ist ein Magensäure-Locker. Deshalb sollte man Eier, Fleisch und Fisch nicht ohne Salz essen. Im handelsüblichen Käse ist Salz enthalten. Salzlosen Käse halten wir für schwer verdaulich. Bei der kohlenhydrat- und säurearmen Kost verbessern sich trotz Salzkonsum auch jene Leiden, bei denen man heute das Salz noch als kontraindiziert hält; hoher Blutdruck sinkt, das Übergewicht nimmt ab und auch die Nieren funktionieren bei sorgfältiger Nahrungswahl besser. Das Körpergewebe entwässert sich dabei auch ohne Medikamente, sofern nicht bereits schwere Nierenschäden bestehen.

Es stellt sich noch die Frage, ob Kochsalz oder Meersalz besser sei. Noch vor wenigen Jahren bevorzugten wir selber das Meersalz, weil es mehr Spurenelemente enthält als Kochsalz. Inzwischen hat aber die Verschmutzung der Meere derart zugenommen, dass heute die Gefahr besteht, mit den nützlichen auch allzuviele schädliche Stoffe zu bekommen. Lebensmittelchemiker haben sich bis jetzt noch nicht darüber geäussert, und der Konsument kann die Situation nicht beurteilen. Bei dem aus Salinen kommenden Salz ist die Möglichkeit einer Kontamination mit Schadstoffen sicher geringer, obwohl diesem bei der Aufbereitung gewisse Chemikalien beigemischt werden. In der Schweiz ist in gewissen Geschäften Kochsalz ohne Fluor- und Jodzusatz erhältlich.

FRUCHT- UND MILCHSÄUREN – EINE VERKANNTE GEFAHR

In Ernährungsabhandlungen ist vielfach vom Säuren-Basenhaushalt die Rede. Man findet dabei meist auch eine Aufstellung von säureüberschüssigen und basenüberschüssigen Lebensmitteln. Unter der Rubrik „säureüberschüssig" sind jeweilen die mineralstoffarmen Produkte (Weissmehl, Reis, Zucker) und die eiweisshaltigen Speisen, (Fleisch, Fisch, Eier, Käse, Hülsenfrüchte) aufgeführt. Bei den Basenträgern findet man neben Salat und Gemüse auch Obst, Citrusfrüchte, Beeren, Joghurt, Quark usw.), obwohl die letzteren öfters recht sauer schmecken.

Nun gibt es aber verschiedene Arten von Säuren in unseren Nahrungsmitteln, so u.a. auch die Aminosäuren, welche als Bausteine in den Eiweißstoffen enthalten sind. Die Aminosäuren sind für den Körperbau und die Organfunktionen unentbehrlich und lebensnotwendig. Im Stoffwechselgeschehen werden sie zu Harnsäure abgebaut und normalerweise über den Urin ausgeschieden. Bei einer allgemeinen Überlastung des Stoffwechsels durch Überernährung, mineralstoffarme Kost, übermässige Eiweisszufuhr usw. vermag der Organismus die anfallenden Harnstoffe nicht mehr in genügendem Masse auszuscheiden. Es kann zur Einlagerung von harnsauren Salzen in die Gelenke kommen, was – wie früher schon erwähnt – rheumatische Erkrankungen zur Folge haben kann. Auch Harngries, Nieren- und Blasensteine werden durch Harnsalze gebildet. Aus diesen Gründen hält man vor allem in Reformerkreisen die Aminosäuren, besonders diejenigen aus dem Tiereiweiss, für bedenklich.

Keine Beachtung schenkte die Ernährungswissenschaft bis heute den Frucht-, Citrus-, Milch-, Wein- und Essigsäuren. Man betrachtet sie als harmlos und mitunter sogar für gesundheitlich wertvoll. Speziell der Milchsäure und der Essigsäure werden heilsame Wirkungen nachgesagt. Der deutsche Chemiker F. Koch aber warnte immer wieder vor diesen schädlichen Säuren und Dr. med. Karl Rumler, Gmunden/Oberösterreich, stellte durch Untersuchungen fest,dass auch diese organischen Säuren im Körper ihre chemische Wirkung entfalten und den Organismus durch die Zufuhr von H-Jonen ansäuern.

Wie die Untersuchungsergebnisse Dr. Rumlers zeigen, scheidet der Körper bei einer Übersäuerung durch Frucht-, Milch-, Wein- und Essigsäure vermehrt Vitamin C und Kalzium aus. So ist denn die Zufuhr von Vitamin C-haltigen, aber sauren Früchten und Säften nicht nur sinnlos, weil der Organismus das Vitamin C unter diesen Umständen gar nicht speichern kann, sondern auch noch schädlich, da dies zu einem übermässigen Kalziumverlust und schliesslich zu einem Kalziummangel führt. Durch den Kalziummangel wird die Neigung zu rheumatischen Erkrankungen, Knochen- und Gelenkzerfall, Entzündungen, Allergien, Hautkrankheiten sowie Nerven- und Gemütsstörungen stark erhöht.

Die praktische Erfahrung gibt Koch und Rumler recht. Wenn die Patienten neben den konzentrierten Kohlenhydraten (Zucker/Getreide) auch alle sauer schmeckenden Lebensmittel meiden, verlieren sie ihre Beschwerden in kurzer Zeit; konsumieren sie diese wieder, treten auch die gesundheitlichen Schwierigkeiten alsbald wieder auf. Die Zunge kann sich freilich durch den häufigen Genuss saurer Produkte an den Säuregeschmack so sehr gewöhnen, dass der Mensch schliesslich auch Saures nicht mehr als sauer empfindet. Sind die Speisen und Getränke noch gesüsst, dann registriert der Geschmacksinn die Säure ohnehin nicht mehr richtig. Der Säurewert lässt sich aber mit einem Universal-Indikatorpapier*) messen, wenn der Flüssigkeitsgehalt dieser Nahrungsmittel das Indikatorpapier zu befeuchten vermag, und die betreffenden Produkte nicht einen das Resultat verwischenden Gehalt an Eigenfarbstoff aufweisen oder künstlich gefärbt sind.

*) bei uns erhältlich

Früchte werden heutzutage aus sammel- und transporttechnischen Gründen sehr oft unausgereift geerntet und sind deshalb sauer. Manche Produkte, so z.B. bestimmte Apfelsorten, Pfirsiche, Aprikosen oder Beeren, weisen auch im reifen Zustand einen hohen Säuregehalt auf. Zum Messen des Säuregrades bringt man den Indikatorstreifen mit dem Saft der zu messenden Frucht in Berührung. Je nach Säurekonzentration verfärbt sich der Streifen gelb bis rot. Liegt der Säurewert unter pH 4 (siehe Seite 10), dann sind die betreffenden Früchte oder Beeren wegen ihrem Säuregehalt vom gesundheitlichen Standpunkt aus fragwürdig.

Mitunter ist es allerdings schwierig, Obst mit genügend hohem pH-Wert zu bekommen. Um in diesem Falle trotzdem ein wenig Früchte essen zu können, empfehlen wir, die Fruchtsäure mit Kalziumkarbonat etwas zu neutralisieren. Dazu schneidet man die Frucht in kleine Würfelchen, gibt diese in ein Schälchen und streut einen gestrichenen Teelöffel Kalziumkarbonat darauf. Dann giesst man ein wenig Rahm (Sahne) darüber. Beim Essen ist auf gutes Kauen zu achten, denn dadurch vermischt sich das Kalziumkarbonat mit dem Fruchtfleisch und neutralisiert die Säure. Kalziumkarbonat ist in Apotheken und Drogerien unter der Bezeichnung "gereinigte Schlämmkreide" erhältlich.

Das Neutralisieren von sauren Früchten ist allerdings nur ein Notbehelf. Starke Säuren lassen sich damit nicht im erforderlichen Ausmass ausgleichen. Nach unserer Erfahrung sollten kranke oder mit Beschwerden behaftete Menschen kein Obst unter pH 4 essen. Gesunde Personen können sich gelegentlich ein wenig saurere Früchte erlauben, auf keinen Fall aber unter pH 3. Das Neutralisieren empfehlen wir bei Säure-Werten im Bereich von pH 4 - 3.

Milchsäure, wie sie in Joghurt, Quark, Buttermilch, gesäuerten Gemüse- und Fruchtsäften usw. vorkommt, lässt sich anscheinend nicht neutralisieren. Wir haben in unzähligen Experimenten festgestellt, dass die Patienten nicht beschwerdefrei werden, solange sie solche Lebensmittel konsumieren, auch wenn die betreffenden Produkte einen relativ hohen pH-Wert aufweisen. Mitunter haben wir sogar wenige Stunden nach dem Genuss milchsäurehaltiger Speisen und Getränke akute Schmerzschübe und eine Verschlechterung des Befindens beobachtet. Milchsäure ist offenbar besonders schädlich: sie ist ja auch ein Stoffwechsel-Abbauprodukt.

Mit Zucker und anderen Süßstoffen kann man keine Säuren kompensieren — im Gegenteil — der Säuregehalt wird dadurch sogar noch grösser, weil Zuckerstoffe im Abbau auch zu Säuren werden. Alle Nahrungsmittel und Speisen, die gesüsst werden müssen, um geniessbar zu sein, sind als gesundheitsschädigend zu werten.

DIE OXALSÄURE

ist ebenfalls eine zu wenig beachtete, der Gesundheit abträgliche Säure. Vor allem Sauerklee, Sauerampfer, Spinat, Lattich und Spargeln enthalten beträchtliche Mengen davon. Auch in Tomaten, Sellerie und Randen (rote Beete) ist der Gehalt nicht unbedeutend. Die Oxalsäure beeinträchtigt die Verwertung von Kalzium im Organismus. Der regelmässige Konsum von Speisen mit hohem Oxalsäure-Gehalt kann somit zu einem Kalziummangel führen. Zudem ist die Oxalsäure an der Bildung von Nieren/Blasensteinen beteiligt. Gesunde Menschen vertragen gelegentlich ein oxalsäurehaltiges Gemüse; Kranke aber sollten den Genuss dieser Gemüse strikte meiden. Die davon ausgelösten Schmerzen sind meist schon in der darauffolgenden Nacht spürbar. Die Oxalsäure ist mit dem Indikatorpapier nicht messbar.

DAS RAUCHEN

Das Rauchen ist zwar kein Ernährungsfaktor, aber es beeinflusst — darüber wird von medizinischer Seite kaum gesprochen — die Ernährungssituation in hohem Masse. Heute warnt man hauptsächlich vor dem erhöhten Risiko für Bronchitis, Asthma, Lungen-, Kehlkopf-, Zungen- und Lippenkrebs, Herzinfarkt und Gefässverschluss (Raucherbein). Bekannt ist auch, dass Frauen, die starke Raucherinnen sind, vermehrt Fehl- und Totgeburten haben und häufig untergewichtige Kinder zur Welt bringen.

Alle Raucher/innen haben aber auch eine chronische Magenschleimhaut-Reizung oder -Entzündung. Wegen diesen meist nicht spürbaren, schleichenden Reiz- und Entzündungszuständen produzieren die in der Magenwand eingelagerten Drüsen weniger und eine schlechte Qualität von Verdauungssäften. Im Magen sollte jedoch die Eiweissverdauung stattfinden. Und das Eiweiss ist der wichtigste Grundstoff für alle Körperzellen, für Blut und Lymphe, Hormone und Verdauungsfermente. Infolge der schlechten Magensäfteproduktion werden die in der Nahrung enthaltenen Eiweissstoffe nur mangelhaft verdaut und ausgewertet. Dies kann zu einem Eiweissmangel und auch zu hormonellen Störungen im Körper führen. So sind das Untergewicht und die erhöhte Sterblichkeit bei Neugeborenen von rauchenden Müttern auf die Beeinträchtigung der Eiweissversorgung des Organismus und die dadurch verursachten hormonellen Entgleisungen zurückzuführen.

Die oben angeführten Erkrankungen treffen nur einen Teil der Raucher. So hoffen viele, die das Rauchen nicht lassen können oder wollen, sie würden verschont bleiben. Es gibt aber eine Schädigung, die ausnahmslos alle trifft. Durch den Eiweissmangel entsteht ein Mangel an Gewebesubstanz, und dieser Substanzmangel bewirkt einen Schrumpfungsprozess der Zellen. Äusserlich sichtbar wird dies vielfach an der Haut, die schrumpflig, grobporig und welk wird. Weil dadurch auch die Faltenbildung viel schneller fortschreitet als bei normaler Gewebesubstanz, sehen diese menschlichen Schornsteine bald einmal aus wie geschrumpfte Kartoffeln im Frühjahr. Und daran steigern neben den Tabakwarenfabrikanten auch die Kosmetikindustrie und die Schönheitschirurgen ihre Millionenumsätze.

Wenn jemand mit unserem Kostprogramm seinen Gesundheitszustand verbessern und sein Leiden loswerden will, dann muss das Rauchen unterlassen werden. Dies sagen wir nicht aus theoretischen Überlegungen heraus, das hat die praktische Erfahrung gezeigt. Wir hatten einmal gleichzeitig zwei Patienten mit Ischias, die beide rauchten. Der eine gab das Rauchen auf und war innerhalb von 6 Wochen beschwerdefrei; der andere rauchte weiter, und wir behandelten ihn während vier Monaten erfolglos. Diese Gegebenheit soll aber niemanden mutlos machen. Die praktische Erfahrung hat auch gezeigt, dass es bei dieser Ernährungsweise vielfach leichter fällt, vom Rauchen wegzukommen, weil die Nervosität meist verschwindet und auch die Gefahr von Gewichtszunahme viel geringer ist.

DER ZUSAMMENHANG ZWISCHEN ERNÄHRUNG UND ERKRANKUNGEN IST FÜR JEDERMANN ERKENNBAR!

In der praktischen Erfahrung müssen wir immer wieder feststellen, wie sehr ungeeignete Nahrung und häufig auch sogenannte Aufbau- und Stärkungsmittel die Heilvorgänge verlangsamen oder sogar verunmöglichen. Oft treten innerhalb weniger Stunden oder 1 - 2 Tage nach dem Genuss unzuträglicher Lebensmittel vermehrt Beschwerden auf: der Rheumatiker bekommt einen akuten Schmerzschub; der Asthmapatient wird von Atemnot befallen; Herz- und Kreislaufkranke klagen über Angstzustände, Pulsstörungen und Schwindel; wer ein Ekzem hat, kratzt sich wund. Plötzlich auftretende Entzündungen in irgendwelchen Organen — vom Blinddarm über Galle und Leber, Bauchspeicheldrüse, Nieren und Blase, Gebärmutter, Eierstöcke/Eileiter, Prostata, Herzmuskel, Stirn- und Kieferhöhlen bis zu den Venen, ja sogar ein Hexenschuss, Ischias, eine Nervenentzündung und auch die sogenannten Erkältungskrankheiten mit Schnupfen, Husten, Hals- und Ohrenschmerzen — sind fast immer auf den reichlichen Konsum von sauren und süssen Speisen und Getränken oder auf kohlenhydrat- und säurereiche Kräftigungs- und Heilmittel zurückzuführen. So helfen z.B. Hustenbonbons und -Sirup oder heisse Milch mit Honig keineswegs einen Husten zu lindern oder gar zu heilen — im Gegenteil — der Zuckergehalt dieser Produkte verursacht immer wieder neue Entzündungen der Schleimhäute und Bronchien, was erneut Hustenreiz auslöst.

Diese Darstellung der Zusammenhänge zwischen der Ernährung und Erkrankungen ist keineswegs aus der Luft gegriffen, sondern eine in Tausenden von Krankheitsfällen festgestellte Tatsache. Sie kann von jedermann und bei den verschiedensten gesundheitlichen Störungen überprüft werden. Wenn man dann die Verdauungswege mit Bittersalz und Kamilleneinläufen reinigt (siehe S. 19—21) und zugleich die in dieser Schrift als schädlich aufgeführten Nahrungsmittel meidet, klingen viele Krankheitszustände und Beschwerden in wenigen Tagen oder Wochen ab; selbst hohes Fieber verschwindet innert Stunden oder in 1 - 2 Tagen. Bei konsequenter Einhaltung einer massvollen, kohlenhydrat- und säurearmen Kost ist die Gefahr einer Erkrankung sehr gering, sogar ein Grippevirus oder sonstwelche Krankheitserreger (Kinder- und Tropenkrankheiten, Amöben usw.) können uns wenig anhaben. Wenn es überhaupt zu einer Infektion kommt, was bei dieser Lebensweise äusserst selten der Fall ist — dann verläuft die Krankheit immer harmlos, rasch und ohne Komplikationen. Nur bei alten und sehr geschwächten Menschen sind die Erfolge der hier genannten Massnahmen nicht mehr so spontan, doch kann auch bei solchen Patienten noch eine Besserung herbeigeführt werden.

Der selbständig arbeitende Physiotherapeut hat neben den von Ärzten zugewiesenen Patienten auch Klienten, die noch keine oder nur geringfügige Beschwerden haben und die mit Gymnastik, Massage und physikalischen Anwendungen ihren Gesundheitszustand verbessern wollen. Aus diesem Umstand ergibt sich ein umfangreiches Beobachtungsmaterial im Bereich zwischen optimaler Gesundheit und feststellbaren Erkrankungen. Bei dieser unserer Arbeit an unzähligen Personen haben wir gesehen, dass Nahrungsmittel, die sich bei Leidenden ungünstig auswirken, auch für die Gesundheit der noch nicht kranken Menschen ungeeignet und gefährlich sind. Wir vertreten deshalb die Auffassung: was dem Kranken schadet, schadet auch dem Gesunden. Wenn die Summe solcher Schädigungen ein für den Körper tragbares Mass übersteigt, wird er krank. Unterkühlung, Übermüdung und seelische Belastungen sind vielfach nur noch der Funke ins schon vorhandene Pulverfass.

Bevor aber eine eigentliche Krankheit ausbricht, meldet der Organismus die Anhäufung ungesunder Zustände durch zahlreiche kleine Störungen des Wohlbefindens und der Ausscheidungsfunktionen (Verstopfung, Durchfall usw.) wie auch durch die Verformung des Körpers, schlechtes Aussehen, unangenehme Transpiration, Mundgeruch und eine schwache, entzündungsanfällige Gewebebeschaffenheit an. So sind z.B. feuchte Hände und Schweissfüsse ein deutliches Zeichen für einen überlasteten Stoffwechsel, und eine bestehende Parodontose (Zahnfleischerkrankung) weist bereits auf ernstzunehmende Schäden in der Gewebesubstanz des Körpers hin. Solche „Alarmzeichen" der Natur mit Fusspuder und Spray, mit Zahnpasten und Mundwasser zu vertreiben, ohne die Ursache dieser Symptome zu beheben, ist Vogel-Strauss-Politik gegenüber dem gesamten Gesundheitszustand. Wenn die Füsse schwitzen und stinken, sondert der Körper in Notwehr schlechte Säfte ab, und wenn das Zahnfleisch krank ist, dann sind andere Organe und Gewebe in diesem Organismus auch nicht in Ordnung. Vor allem aber ist bei solchen Zuständen das Wurzelsystem eines Menschen — der Verdauungsapparat — in Unordnung.

Ernährungsfragen und ärztliche Therapie

Mancher Leser wird sich fragen: „Warum orientieren unsere Mediziner die Bevölkerung nicht über diese Gegebenheiten — warum verneinen viele Ärzte so oft die Frage, ob ein Leiden durch Ernährungsmassnahmen zu beeinflussen sei? " Die Antwort lautet: Der unmittelbare Einfluss der Nahrungsmittel auf den Gesundheitszustand ist bis anhin nur wenigen Ärzten bekannt. Die Ausbildung des Arztes ist heute vor allem auf die gezielte Bekämpfung einzelner Krankheitssymptome ausgerichtet. Der modernen Medizin ist die Ganzheit des Körpers wenig gegenwärtig; das zeigt uns die Aufsplitterung ins Spezialistentum. Die Präventivmedizin befasst sich mehr mit der Früherkennung von behandlungswürdigen Krankheiten als mit der Erforschung einer gesunden Lebensweise.

An diesem Zustand hat die Bevölkerung allerdings zum grossen Teil selber Schuld. Viele Leute gehen doch geradezu fahrlässig mit ihrer Gesundheit um. Sie ignorieren die eindringlichsten Ermahnungen wegen des Nikotin- Alkohol- und Drogenkonsums, und der liebe Bauch wird allzuoft auf eine Weise gefüllt, dass man sich ernstlich fragt, wo da der gesunde Menschenverstand bleibt. Der Hauptharst der Patienten rekrutiert sich aus desinteressierten, körperlich und geistig trägen Menschen oder aus Personen, die für ihre Gesundheit keine Zeit haben „wollen". Da ist doch die Applikation von Pillen, Spritzen, Bestrahlungen und Operationen viel einfacher und für den Arzt auch einträglicher als die Erziehung des Kranken zu einer gesundheitsbewussten Lebensweise.

Bei der konventionellen Behandlungsweise können 5 - 10 Konsultationen pro Stunde erledigt werden und für Medikamente, medizinaltechnische Anwendungen und chirurgische Eingriffe bezahlt man jeden Preis. Wäre aber ein Patient bereit, den erforderlichen Zeitaufwand und das zur Verfügung gestellte Wissen entsprechend zu honorieren, wenn sich der Arzt für eine Beratung in Ernährungs- und Gesundheitsfragen eine ganze Stunde Zeit nehmen würde? Und würden diese Ratschläge auch beherzigt und befolgt? Die verabreichten Medikamente schluckt man meist gehorsam, die Spritzen hat man sicher im Leib und auf dem Operationstisch ist der Patient ganz in der Hand des Arztes. Zudem flösst ein Arzt mit solchen Massnahmen weit mehr Respekt ein als mit einer simplen Kostanleitung, die nach unserer Erfahrung mitunter nur flüchtig oder auch gar nicht gelesen wird. Der bedingungslose Glaube an eine durch nichts zu überbietende ärztliche Kunst wird uns freilich regelmässig eingelöffelt, schliesst doch jeder medizinische Ratgeber in den Massenmedien mit dem Kehrreim: „Wenden Sie sich vertrauensvoll an ihren Arzt."

Wie mühsam, zeitraubend und oft sogar undankbar es ist, den Menschen die Grundbegriffe einer vernünftigen, disziplinierten Ernährungs- und Verhaltensweise beizubringen, erleben wir täglich in unserer Praxis. Die Patienten kommen zu uns, um sich helfen zu lassen; doch dann müssen sie lernen, wie sie sich selber helfen können. Es genügt nämlich nicht, zur Gesundheitsberatung zu gehen, man muss auch noch tun, was man gesagt bekommt. Gesundheit lässt sich nicht kaufen; es gibt kein Wundermittel und auch Behandlungen machen niemanden gesund, wenn die Kranken nicht selber ihren Teil dazu beitragen. Viele Menschen aber haben schon allein durch das Befolgen der hier besprochenen Lebensweise ihre Gesundheit, ihr Wohlbefinden, jugendliches Aussehen und eine anmutige Figur wiedergefunden, ohne dass sie zusätzlich behandelt wurden.

Ernährungsinformationen — eine Gefahr für die Gesundheit!

Von verschiedenen Nahrungs- und Genussmitteln weiss jedermann, dass sie der Gesundheit abträglich sind. Wer sie trotzdem konsumiert, tut dies auf eigene Verantwortung; man nimmt damit das Risiko einer Gesundheitsschädigung bewusst in Kauf. Weit problematischer ist die Situation bei der sogenannten gesunden Kost. Viele Menschen sind heute sehr gesundheitsbewusst. Sie wählen jene Lebensmittel, die sie für gesundheitlich wertvoll halten. Dieses Bemühen um eine optimale Lebensweise kann aber zum Verhängnis werden, weil in den derzeit vorherrschenden Ansichten über gesunde Ernährung schwerste Irrtümer enthalten sind. Manche der als „gesund" bekannten Nahrungsmittel bringen nicht nur keinen gesundheitlichen Nutzen, sondern schädigen den Organismus mitunter beträchtlich. Sie tragen dazu bei, dass gesunde Menschen krank und Kranke nicht gesund werden.

Zahlreiche Produkte, darunter auch spezielle „Gesundheitsfabrikate", tragen ihre Auszeichnung „gesundheitlich wertvoll" nur aufgrund einer chemischen Analyse über ihren Gehalt an Nährstoffen, Vitaminen und Spurenelementen. Schädliche Komponenten, wie der zu hohe Anteil an Kohlenhydraten (Zucker/Honig/Malz/Getreide) oder an organischen Säuren (Milch- Frucht- Essig- Weinsäure) und auch die schwere Verdaubarkeit oder leichte Gärfähigkeit diverser Speisen und Getränke, werden bei dieser Bewertung zu wenig oder überhaupt nicht beachtet. Die Schädlichkeit mancher Stoffe, besonders der Zerealien und der organischen Säuren, ist vielen Physiologen und Lebensmittelfachleuten noch gar nicht bekannt — vielfach hält man sogar Milchsäure, gewisse Fruchtsäuren und in Reformerkreisen auch Essigsäure für gesundheitsfördernd. Bei unseren Ernährungskontrollen mit Tausenden von Patienten haben wir festgestellt, dass die chemisch-analytische Beurteilung der Nahrungsmittel ohne praktisch-experimentelle Überprüfung zu schwerwiegenden Fehlschlüssen führen kann. Die Wissenschaft sieht sich denn auch immer wieder vor dem Problem, ihre Ansichten nach einigen Jahren oder Jahrzehnten revidieren zu müssen.

Die Reklamefachleute auf dem Lebensmittelsektor aber bedienen sich heute mit Vorliebe gerade dieser wissenschaftlichen Analysen, um die Konsumenten von der hohen Qualität der Produkte zu überzeugen. Das analytische Denken beherrscht und lenkt demzufolge auch die Lebensmittelherstellung und die Ernährungsberatung. Man bemüht sich, möglichst vitamin-, mineral- und nährstoffreiche Fabrikate zu produzieren und entsprechende Speisekombinationen zu ersinnen. Auf diesem Grundgedanken sind z.B. zahlreiche Kraft-Aufbaumittel als Zusatz zur Milch, Kindernährmittel aus mehreren Getreidesorten mit Gemüse oder Früchten, Fruchtsaftgetränke mit Ei, Honig, Malzextrakten, und ursprünglich auch das „Birchermüesli" entstanden. Mit Menü-Vorschlägen, in denen mehrere Salate, Gemüse, Früchte und auch Säfte in der gleichen Mahlzeit enthalten sind, wird das gleiche Ziel verfolgt. Dem Umstand, dass viele der angeblich so gesunden Erzeugnisse beträchtliche Mengen Zuckerstoffe und/oder organische Säuren enthalten und dass die Verdauungsorgane mit dieser „Durcheinander-Kost" hoffnungslos überfordert sind, schenkt man bei solchen Ernährungsempfehlungen offensichtlich keine Beachtung.

Die vorwiegend auf theoretischen Überlegungen aufgebauten Vorstellungen über gesunde Kost werden von Ernährungsvereinigungen, Institutionen für Präventivmedizin und Gesundheitsvereinen ins Volk hinausgetragen. Nahrungsmittelproduzenten und Vermarktungsorganisationen übernehmen diese Thesen und gestalten daraus ihre Werbetexte. So empfiehlt jemand z.B. einen mit Milchsäure konservierten Karottensaft wegen seines Gehalts an Vitamin-A als Stärkungsmittel für die Augen; von den sauren, aber Vitamin-C-haltigen Früchten behauptet man, sie würden die Widerstandkraft des Körpers verbessern, und weil ein Schokoladestengel unter anderem auch Milchbestandteile und Traubenzucker enthält, wird er als Kraftspender propagiert. Die in manchen Fabrikaten enthaltenen gesundheitswidrigen Bestandteile werden in den Inseraten und TV-Spots nicht erwähnt, und vielfach wissen die Hersteller selber nicht, dass gewisse Substanzen in ihren Produkten unbekömmlich sind. Für die in der Werbung aufgeführten Wirkungen muss kein praktischer Nachweis erbracht werden, und es gibt auch keine neutrale Kontrollstelle, die die effektiven gesundheitlichen Auswirkungen der in den Anpreisungen enthaltenen Behauptungen überprüft.

Bei dieser Sachlage bezieht der Konsument seine Ansichten über gesunde Kost weitgehend aus den Aussagen von Ernährungstheoretikern und zu einem beträchtlichen Teil auch aus den als „Ernährungsinformationen" aufgemachten Verkaufsförderungsmethoden. Diese Tatsache muss dem Leser bekannt sein, wenn er die nachfolgende Aufstellung der von uns als unzuträglich bezeichneten Lebensmittel durchgeht. Wir bekommen in jeder Beratung immer wieder das Argument zu hören: „Man sagt doch, dieses oder jenes Nahrungsmittel oder Stärkungspräparat sei sehr gesund." Wer ist dieser „man"? Vielleicht sind es Wissenschaftler oder Ernährungspioniere, die die Diagnostik der Gesundheit und damit auch die Kriterien einer optimalen Gesundheit nicht kennen und deshalb eine praktisch-experimentelle Ernährungsforschung nicht umfassend genug durchführen können; oft aber ist dieser „man" ein Konzern, ein Verband oder ein Geschäftsinhaber, der gerne seine Ware verkaufen möchte. Dabei steht keineswegs immer die Absicht dahinter, die Konsumenten mit täuschenden Angaben zum Kauf zu animieren. Vielfach liegt die Motivation sogar im aufrichtigen Bemühen, einen echten Beitrag zur Gesunderhaltung der Menschen zu leisten. Manche Produzenten und auch zahlreiche Verfasser von Ernährungsschriften sind selber ein Opfer der zu sehr chemisch-analytischen und zu wenig organisch-physiologischen Denkweise. In dieser hier dargestellten Situation auf dem Sektor Ernährungsforschung und -Information liegt die Ursache dafür, dass viele Menschen, welche die verschiedenen Kostanweisungen befolgen, gesundheitlich nicht besser — mitunter sogar schlechter dran sind als jene Leute, die sich nicht um Ernährungsfragen kümmern.

ERLAUBTE UND NICHT ERLAUBTE NAHRUNGSMITTEL BEI DER "SCHAUB-KOST"

In der hier aufgestellten Liste sind die allgemein bekannten Nahrungsmittel in eine zuträgliche und eine unzuträgliche Sparte eingeteilt. Diese unsere Einteilung in für die Gesundheit geeignete bzw. ungeeignete Speisen und Getränke stützt sich ausschliesslich auf unsere praktischen Beobachtungen und Erfahrungen bei unzähligen Patienten und an uns selber. Die Einteilung ist allerdings bis zu einem gewissen Grad relativ, weil sowohl die genossene Menge wie auch das Alter, die Konstitution, die Tätigkeit und der Gesundheitszustand des einzelnen Menschen mit in Betracht gezogen werden müssen. Wenn etwas in angemessenen Quantitäten gut ist, dann ist mehr davon nicht besser — unter Umständen kann ein Übermass sogar gefährlich sein. So haben wir z.B. Äpfel unter der Rubrik „zuträglich" eingereiht. Damit ist aber nur ein halber oder bei einem guten Verdauungsapparat ein ganzer Apfel gemeint und dieser nur in der ersten Tageshälfte. Mehrere Äpfel am Tag und auch ein Apfel vor dem Schlafengehen halten wir für schädlich. Bei der Bestimmung des Masses wie bei der Nahrungswahl gilt als Richtlinie der Spruch: „Die Kost des Schmieds zerreisst den Schneider."

Unter den unzuträglichen Lebensmitteln gibt es solche, die man bei einer guten gesundheitlichen Verfassung und besonders im jugendlichen Alter gelegentlich in kleinen Mengen tolerieren kann. Diese in der kohlenhydrat- und säurearmen Kost nur bedingt erlaubten Speisen und Getränke sind mit einem Sternchen gekennzeichnet. Wer irgendwelche gesundheitlichen Störungen oder Gewichtsprobleme hat, sollte diese Sachen solange meiden, bis der Gesamtzustand befriedigend geworden ist. Danach kann man versuchen, ob der Körper wieder ein wenig davon verträgt. Der Organismus reagiert oft erstaunlich spontan und heftig auf scheinbar unbedeutende Ernährungsfehler.

Die in der Liste der unzuträglichen Nahrungsmittel ohne Sternchen aufgeführten Erzeugnisse sind nach unserer Ansicht der Gesundheit ausgesprochen abträglich und deshalb in der „Schaub-Kost" nicht enthalten. Beim Genuss solcher Esswaren werden die meisten Patienten nie richtig beschwerdefrei, und der Gesundheitszustand, die Körperform, das Aussehen und das Befinden sind nicht so gut, wie sie sein könnten. Manche Menschen konsumieren zwar diese Produkte über viele Jahre regelmässig, ohne dass sich sichtbare Krankheitssymptome zeigen. Die dabei entstehenden Schäden — besonders der Knochenzerfall (Abnützungserscheinungen) und die Arterienverkalkung — werden aber erst erkennbar, wenn diese Leiden bereits ein beträchtliches, oft nicht wieder gutzumachendes Ausmass angenommen haben. Sowohl der körperliche wie der geistige Zerfall und damit auch die allgemeine Vergreisung kann durch eine mässige Ernährung und durch starkes Beschränken oder Meiden dieser unzuträglichen Lebens- und Genussmittel weitgehend aufgehalten werden.

Wer sich mit der hier dargelegten Kostform befasst, hat am Anfang meist Mühe zu glauben, dass akut auftretende Beschwerden, Schmerzschübe, eine Migräne und sogar Schluckweh oder ein Schnupfen die unmittelbare Reaktion auf eine unzuträgliche Konsumation ist. Dies umsomehr, als manche der von uns für ungeeignet bezeichneten Produkte den meisten Menschen als gesundheitlich wertvoll bekannt sind. Es fällt auch schwer zu begreifen, dass so vieles, was in der Natur wächst, für uns als Nahrung fragwürdig sein soll. Wir können im Rahmen dieser Ausführungen nicht besprechen, warum das so ist, wir können hier nur sagen: In unserer täglichen Arbeit mit Patienten haben wir erfahren, dass dem so ist. Wir sind selber den Weg vom überzeugten Vegetarier bis zu der hier nun aufgezeichneten Kostform gegangen und wir haben diesen Weg im Labyrinth der Ernährungstheorien Schritt für Schritt suchen und erarbeiten müssen. Es war für uns keineswegs leicht, von der Vielfalt der Reformkost zu dieser einfachen, monotonen Lebensweise zu finden. Wenn uns die praktische Erfahrung nicht bei jedem Patienten aufs neue die hier festgehaltenen Tatsachen vor Augen führen würde, wir hätten selber Mühe, die kohlenhydrat- und säurearme Kost zu akzeptieren und zu vertreten. Es sind die vielen überglücklichen, von ihren Beschwerden befreiten Patienten, die uns veranlassen, dieses unser Erfahrungswissen weiterzugeben.

Liste der erlaubten und nicht erlaubten Nahrungsmittel

ERLAUBT

NICHT ERLAUBT

* für gesunde Menschen gelegentlich erlaubt

GETRÄNKE

gutes Brunnen-, Quell- und Leitungswasser

kohlensäurefreie Mineralwässer (Zuträglichkeit beobachten)

Kräutertees, die nicht sauer schmecken

Getreide/Früchtekaffee „Neuroca" Malzkaffee

gelegentlich Bohnenkaffee und Schwarztee

Milch nur stark verdünnt (im Kaffee oder Tee)

* neutrale, kohlensäurehaltige Mineralwässer

Süssmost, Traubensaft, Beerensäfte, Orangen-, Zitronen- Grapefruitsaft Rhabarbersaft, Sauerkrautsaft, Gemüsesäfte

Hagebutten-, Fruchtschalen-, Eisenkraut-, Karkade-, Birkenblätter-, Schachtelhalmtee (Katzenschwanz)

Milch/Magermilch unverdünnt Buttermilch, Sauermilch Milch-Mixgetränke jeder Art Schokoladegetränke Aufbau-Nährmittel mit Milch

süsse Mineral- und Tafelwässer, Cola-Getränke, Milchsäure- und Molkengetränke, Essigwasser alkoholfreies Bier

* Wein, * Spirituosen, * Bier

MILCHPRODUKTE (siehe auch unter Getränke)

Tafelbutter
Frischkochbutter

Vollrahm (Schlagsahne) (ohne Bindemittel, Aufschrift beachten)

alle Käsesorten von fester Konsistenz (Schnittkäse)

eingesottene Butter

Joghurt, Quark, Kefir, Molke

Sauerrahm (saure Sahne)

sauer schmeckende, quarkähnliche Käse Gervais- und Hüttenkäse saure Kräuter- und Gewürzkäse Nusskäse

* Weissschimmelkäse (Camembert)

ERLAUBT	NICHT ERLAUBT
EIWEISSSPEISEN	
(Käse siehe unter Milchprodukte)	* Hülsenfrüchte
Fleisch (siehe unter Fleisch S. 50/52)	Sojabohnen, Sojamehl, Tofu
Süsswasser- und Meerfisch	Industriell aufbereitete Sojaspeisen
Thon/Thunfisch in Öl-Konserven	
Eier, wenn möglich Freiland	
ZEREALIEN (Getreide)	*Weissbrot, *Halbweissbrot (Graubrot)
keine	*Vollkornbrot, Früchtebrot, Joghurtbrot
	Leinsamenbrot, Knäckebrot, Zwieback
	Getreideflocken und -Schrot
Personen mit Übergewicht oder	* Reis, *Teigwaren, *Mais, *Hirse
gesundheitlichen Schwierigkeiten	Vollreis, Vollkorn- und Soja-Teigwaren
sollten kein Getreide, auch kein	Gries, Mehlspeisen, Schleimsuppen
Brot essen.	*Gebäcke (siehe unter Gebäcke S. 71)
SALATE (siehe auch unter Salate) Seite 66	
Endivien, Chicorée (rot, grün, weiss)	* Kopfsalat, Nüssli- (Feld/Ackersalat)
Gurken, junge Zucchetti	Rohsalate von Karotten, Sellerie und
1 rohe Karotte (anstatt Salat)	Randen (rote Beete)
Tomaten nur als Garnitur	Spinatsalat, Sauerampfer, Sauerklee
wenig Radieschen oder Rettich	Sauerkrautsalat
Kohl, Chinakohl, Zuckerhut (Spitzkohl)	*Tomaten
Gemüsesalate nur gekocht	* roher Fenchelsalat
	* Gekochter Randensalat (rote Beete)
	Fruchtsalat
GEMÜSE	
Alle Gemüse, ausgen. die unter	Spinat, Lattich, Rhabarber
„nicht erlaubt" aufgeführten	*Tomaten, *Spargeln, *Sellerie,
	* Randen (rote Beete), * Peperoni
	(Pfefferschoten) * Zwiebeln, * Knoblauch

ERLAUBT	NICHT ERLAUBT
FRÜCHTE	
Süsse Äpfel, Birnen, Melonen, Bananen	Saure Äpfel und Birnen
Khaki, grüne Feigen, Mango, Papaya	*Kirschen, *Pfirsiche, *Aprikosen,
in kleinen Mengen	*Trauben, *Zwetschgen, *Pflaumen
	*Erdbeeren, *Himbeeren, *Brombeeren,
	*Heidelbeeren, *Preiselbeeren
	rote, weisse und schwarze Johannisbeeren
Kastanien/Maroni	* Süsse Mandarinen, * Orangen, * Kiwi
(nur für gesunde Menschen)	Zitronen, Grapefruits, saure Mandarinen
	und Orangen, Ananas, Sanddornmark
	Hagebuttenmark, Holundersaft
	Im Zweifelsfalle kontrolliere man den
	Säurewert mit dem Indikatorpapier

FÜR GESUNDE MENSCHEN SIND GELEGENTLICH IN KLEINEN MENGEN ERLAUBT:

Dörrfrüchte

Sie sind stark kohlenhydrathaltig. Kranke müssen sie unbedingt meiden. Gekaufte Dörr-früchte muss man vor dem Essen immer waschen, auch Datteln, Feigen, getrocknete Bana-nen usw. Geschwefelte Früchte darf man bei dieser Kost nicht geniessen, z.B. schön weisse Apfelschnitze. Gedörrte Pflaumen, Zwetschgen und Aprikosen sind zu sauer, es ist ratsam, sie wegzulassen. Am zuträglichsten sind selbstgedörrte süsse Apfelschnitze und weiche Bir-nenschnitze, sofern sie keine harten Körnchen enthalten.

Nüsse und Nussprodukte

Die verschiedenen Nussarten darf man nur essen, wenn sie garantiert frisch sind. Treten nach dem Genuss irgendwelche Beschwerden im Körper oder im Mund Aphten (schmerzhafte Bläschen und Wundflecken) auf, sollte von den betreffenden Nüssen nicht mehr gegessen werden. Am zuträglichsten sind nach unserer Erfahrung Kokos- und Baumnüsse, Pinienkerne und Kernels, sofern sie süss schmecken. Bei Kokosnüssen muss die braune Haut entfernt werden. Bittere oder ranzige Nüsse sollte man nicht essen. Abzuraten ist vom Kauf von gemahlenen Nüssen und Mandeln wegen der Gefahr des Ranzigseins. Eine Ausnahme bilden die Kokosraspeln (Verkaufsdatum beachten). Bei Nussbutter und Mandelpürees haben wir häufig Aphtenbildung beobachtet. Gebäcke und Gerichte mit Nuss- oder Mandelsplitter sind bei der "Schaub-Kost" ganz zu meiden.

Konfitüren und Honig

Diese Produkte sind bei gesundheitlichen Problemen ganz wegzulassen. Gesunden Personen dienen sie manchmal als kleine Schleckerei. Vernünftigerweise wählt man die weniger sau-ren Konfitüren, so z.B. schwarze Kirschen oder eine gute Orangenmarmelade. Von Früch-ten und Beeren, die Kernchen enthalten, macht man Gelee. Konfitüren mit Kernchen sind zu meiden. Man sei sich bewusst: Jede Konfitüre enthält viel Zucker und Fruchtsäure und beides wirkt sich nachteilig auf den Organismus aus.

NICHT ERLAUBT SIND FOLGENDE PRODUKTE UND SPEISEN:

Leinsamen, Sesamsamen, Senfkörner, Kleie,und alle Fabrikate, die solche Produkte enthalten.

Alle Arten von Fruchtmüesli mit Getreide, Flocken, Quark, Joghurt, Zucker, Honig, Kondensmilch (Birchermüesli, Leinöl-Quarkmüesli, Kruska und ähnliche Gerichte).

Bei industriell aufbereiteten Fertigspeisen oder Halbfabrikaten und Konserven ist grösste Vorsicht geboten. Man beobachte sein Befinden nach solchen Mahlzeiten. Zeigen sich Aufstossen, Mundgeruch, Magenbeschwerden, Leibschmerzen, Blähungen, übelriechende Winde, Durchfall, nach einigen Stunden oder am nächsten Tag Brennen und Jucken am Darmausgang, Hämorrhoiden und Hämorrhoidenblutungen und/oder eine Verschlechterung des Allgemeinbefindens, dann sind diese Produkte künftig zu meiden. Kalorienarme Fertigmahlzeiten dürfen bei der kohlenhydrat- und säurearmen Kost nicht konsumiert werden.

Abführtees, Früchtewürfel oder -Pasten und andere Produkte zur Beförderung des Stuhlgangs sind bei dieser Kostform nicht erlaubt. Die schonendste Hilfe bei Verstopfung sind Bitterwasser (Siesta-Brausesalz) und Kamilleneinläufe.

Richtlinien für die kohlenhydrat- und säurearme Ernährung

Die Wahl der Nahrungsmittel

Die Lebens- und Genussmittelindustrie bietet uns heute ein reichhaltiges Sortiment an Fertigprodukten, Halbfabrikaten und vorbehandelten Waren an. Diese Art der Nahrungsaufbereitung ist nur durch den Einsatz von technischen und chemischen Mitteln möglich. Die Technik erfordert aber einen grossen Aufwand an Rohstoffen und Energie; die Chemikalien gelangen unbemerkt in unseren Organismus. Man verarbeitet Konservierungsmittel, Aroma- und Farbstoffe, Emulgatoren, Stabilisatoren, Dickungsmittel, Nitrite, Bleicher, Netzmittel, Aufheller, Feuchthalter, Backhilfen usw. Man beachte deshalb beim Einkauf von verpackten Produkten immer die Angaben über die Zusammensetzung des Inhalts. Es hat z.B. im Halbrahm und teilweise auch im UHT- oder Up-Rahm Bindemittel.

Diese "Hilfsstoffe" sind gesetzlich erlaubt und jeder für sich auf zulässige Quantitäten limitiert. Niemand kann aber die Auswirkungen all dieser Chemikalien auf den Körper und insbesondere auf Magen und Darm ermessen. Von zahlreichen Medikamenten weiss man, dass sie untereinander eine potenzierende Wirkung haben können,und der Kumulierungseffekt von Alkohol und Schlaf- oder Schmerzmitteln ist bekannt. Von chemischen Nahrungsmittelzusätzen wissen wir dies nicht, denn ein Konsument steht nicht unter ärztlicher Kontrolle wie der Patient. Oft entdecken die Wissenschaftler erst nach Jahren oder Jahrzehnten allfällige Schädigungsfaktoren und setzen dann die Toleranzgrenze herab oder ziehen die Produkte aus dem Handel. Mitunter sind sich die Gelehrten über die Unschädlichkeit bestimmter Substanzen selber nicht einig. In diesen Fällen gewinnt oft die Meinung des wirtschaftlich Mächtigeren die Oberhand.

Der Verdauungsapparat hat die Tendenz, ihm nicht genehme Speisen und Getränke schneller passieren zu lassen. Schnelle Passage weist auf eine Reizwirkung hin. Diese Reaktion kann man aber nach dem Genuss von präparierten Lebensmitteln öfters beobachten. Auch Magendruck, Aufstossen, krampfartiges Zusammenziehen der Eingeweide, ein brennendes Gefühl im Enddarm und Afterjucken sind zu konstatieren. Es sind Warnsignale des Körpers auf unzuträgliche Nahrung. Diese darf man nicht einfach übersehen oder gar mit einem Schnäpschen oder mit Medikamenten vertreiben, ohne deren Ursache abzuklären.

Für den an der Erhaltung seiner Gesundheit interessierten Verbraucher ergibt sich daraus die Konsequenz, so wenig wie möglich industriell verarbeitete Nahrungsmittel, Extrakte und Getränke zu   verwenden. Wir müssen die Früchte, Gemüse, Kartoffeln, die Fleisch- und Fischgerichte selber zubereiten. Wo immer erhältlich, sind biologisch gezogene Produkte zu bevorzugen.

Was für Fleisch soll man wählen?

Bei der Wahl der Fleischarten müssen heutzutage in besonderem Masse die Fütterungs- und Haltungsmethoden beachtet werden. In der Intensivmast ist die Futterkomposition auf rasche Gewichtssteigerung ausgerichtet. Die Tiere sind dadurch aber krankheitsanfälliger. Aus diesem Grunde und weil auch bei Erkrankungen in grösseren Tierbeständen hohe finanzielle Verluste entstehen, verabreicht man vielfach schon prophylaktisch Medikamente. Das Fleisch solcher Tiere ist vom gesundheitlichen Standpunkt aus fragwürdig.

Am natürlichsten leben neben dem Wild zur Zeit noch Schafe und Rinder. Deshalb sind diese Fleischarten am vertrauenswürdigsten und zu bevorzugen. Kalb-, Schweine-, Geflügel- und immer mehr auch Kaninchenfleisch wird heute zum grossen Teil auf industrieller Basis produziert. Die Kälber bekommen dabei statt richtige Milch eine mit Schweine- und Rinderfett angereicherte Pulvermagermilch. Diese Nahrung ist so konzipiert, dass die Tiere blutarm werden und an Eisenmangel leiden, damit es weisses Fleisch gibt. Die Ansicht, weisses Kalbfleisch sei besser, ist aber ein grosser Irrtum. Weisses Fleisch bei Kälbern ist das Produkt einer ungesunden Fütterung, Haltung und Medikation.

Manche Kälber werden zwar auch mit frischer Kuhmilch gemästet. Um die gewünschte Gewichtszunahme und Fleischqualität zu erreichen, hält man sie aber auf engstem Raum und hindert sie mit einem Maulkorb am Fressen von Rauhfutter. Ein Kalb, das mit Milch, Gras und Heu aufwächst und sich gelegentlich auf der Weide bewegen darf, hat rotes, festes Fleisch. Solche Tiere brauchen länger bis sie schlachtreif sind als ihre auf Schnellmast eingestellten Artgenossen. Der Bauer muss somit für ein auf natürliche Weise aufgezogenes Kalb einen höheren Preis haben. Die Metzger bezahlen aber eher weniger dafür, weil sie wiederum Mühe haben, dieses Fleisch zu verkaufen. Den Hausfrauen wurde nämlich seit Jahrzehnten eingeredet, gutes Kalbfleisch müsse weiss sein. So wagt es kaum ein Metzger, rotes Kalbfleisch anzubieten und der Landwirt sieht sich gezwungen, unnatürliche Mastmethoden anzuwenden.

Bis einmal die falsche Meinung über Kalbfleisch bei den Konsumenten korrigiert sein wird, bleibt uns nur die Möglichkeit, gesunde Tiere direkt vom Produzenten zu kaufen. Mit den heutigen Tiefkühlgeräten — eigene oder gemietete — können zwei oder mehrere Familien zusammen ein Tier kaufen und unter sich aufteilen. Kalb-, Rind- und Schaffleisch und Geflügel lassen sich ca. 9 Monate, Schweinefleisch und sehr fettes Geflügel (Gans usw.) 6 Monate bei -20° lagern. Wenn man ein geschlachtetes Tier direkt vom Landwirt kauft, sind folgende Punkte zu beachten:

1. Das Tier muss unter hygienischen Bedingungen geschlachtet und etwa zwei Tage abgehangen werden. Heute gibt es an vielen Orten kleine, mit einem Kühlraum ausgestattete Versicherungs-Schlachtlokale, die den Bauern für Hausschlachtungen zur Verfügung stehen.

2. Das Fleisch muss durch den Fleischschauer kontrolliert sein; man lasse sich den Kontrollschein aushändigen.

3. Die Schlachtung und das Aufschneiden sollte ein versierter Metzger ausführen. Durch unsachgemässes Zerschneiden der Fleischstücke entstehen erhebliche Verluste, zuviel Abfall und Verdruss bei der Zubereitung in der Küche. Der Fachmann kann auch jemanden, der sich nicht so gut auskennt, über die Verwendungsarten beraten.

4. Das Fleisch muss — besonders bei warmem Wetter — rasch transportiert und vor Fliegen geschützt werden. Danach sollte man es möglichst bald in Tiefkühlsäcke verpacken und einfrieren; insbesondere Hackfleisch muss noch am gleichen Tag eingefroren werden. Beim Abpacken ordnet man das Gefriergut so flach wie möglich an, damit es schnell gefriert und auch rasch und gleichmässig wieder auftaut.

5. Man achte darauf und erkundige sich, wie der Landwirt seinen Betrieb führt. Bei intensiver Bewirtschaftung (viel Chemie und Kunstdünger) und durch grosse Kraftfuttergaben (Getreide) und Silofütterung (saures Futter) sind auch die Kühe vermehrt krankheitsanfällig. Wenn man dem Vieh deswegen Medikamente und Antibiotika verabreichen muss, darf die Milch dieser Tiere mehrere Tage nicht in die Milchsammelstelle geliefert werden. Diese Milch wird dann häufig den Kälbern und Schweinen verfüttert. Gerade solches Fleisch wollen wir aber nicht. Der Konsument muss bereit sein, einen anständigen Preis für gute Nahrungsmittel zu bezahlen. Dafür kann er verlangen, dass der Produzent seine Tiere auf eine Weise hält, bei der sie gesund bleiben und sich wohl fühlen. Mancher Bauer würde viel lieber extensiv wirtschaften, wenn er dabei sein Auskommen finden könnte.

Fleisch- und Wurstwaren

An sich würde man gerne gelegentlich zu diesen preisgünstigen und für Proviant oder Zwischenverpflegung bequemen Metzgerei-Erzeugnissen greifen. Die Zusammensetzung von fertig gewürzten Fleisch- und Wurstwaren ist aber für den Konsumenten nicht durchschaubar. Die Unzuträglichkeit solcher Produkte zeigt sich erst nach dem Genuss derselben durch Aufstossen, Übelkeit, Magendruck, Erbrechen und 1 - 2 Tage später an Reizungen am Darmausgang und an Hautunreinigkeiten. Wenn unsere Metzger einmal wissen, dass ihre Kunden auf solche Symptome achten, werden sie sich vielleicht bemühen, bessere Fleischwaren herzustellen.

Die Eier-Produktion

Eier werden heute ebenfalls grossenteils industriell produziert. Ausgehend vom Tierschutzgedanken tritt die Diskussion um die Hühnerhaltung immer mehr an die Öffentlichkeit. Der Konsument muss darüber Bescheid wissen, denn er bestimmt durch sein Verhalten beim Einkauf, unter welchen Bedingungen die Hühner leben und Eier legen. Gewisse Eierbezeichnungen erwecken nämlich beim Käufer falsche Vorstellungen über die Art der Produktion. So werden in der Schweiz z.B. „Landeier" angeboten, obwohl die betreffenden Hühner nicht auf dem Land, sondern in Käfigen leben. Nur die „Eier-Fabrik" befindet sich allenfalls auf dem Land. Im weiteren gibt es noch die Bodenhaltung (wird auch als Farm- oder Hallenhaltung bezeichnet) und die Freilandhaltung.

1. Die Käfig- oder Batteriehaltung: Bei der Käfighaltung sind die Hühner auf engstem Raum in Gitterkäfigen eingesperrt; jeweilen 3–4 Hennen zusammen. Die Tiere können dabei weder die Flügel ausbreiten noch durch Scharren die Krallen abwetzen. Sie stehen Tag und Nacht auf einem Drahtgitter und es fehlt auch das Nest, wo sie in Ruhe und Geborgenheit ihre Eier legen könnten. Die Federn sind zum Teil abgebrochen, manche Körperstellen wundgeschabt oder vom gegenseitigen Plagen wundgepickt. Tageslicht und frische Luft gibt es bei der Käfighaltung nicht. Die Streitfrage geht darum, ob diese Art der Haltung für die Hühner eine Qual bedeute und deshalb als Tierquälerei verboten werden sollte. Von Seiten der Geflügelhalter wird angeführt, der Eierpreis sei nur mit diesen Legebatterien niedrig zu halten und die Konsumenten seien nicht bereit, einen höheren Preis zu bezahlen. Importeier kommen meist ebenfalls aus solchen Eier-Fabriken.

2. Die Boden- oder Farmhaltung: Bei der Bodenhaltung leben die Hennen in geschlossenen Hallen. Sonne und frische Luft gibt es auch nicht; doch können die Tiere am Boden herumlaufen, scharren, sich zum Schlafen auf Stangen setzen und die Eier in ein Nest legen. Manche Geflügelzüchter lehnen jedoch die Bodenhaltung ab. Ihre Begründung: Wenn eine Legehalle mit mehreren hundert Tieren belegt sei, nehme ein Kannibalismus überhand, wobei sich die Hühner mitunter gegenseitig zu Tode picken. Als Gegenmassnahmen blieben oft nur Schnabelstutzen und Fensterverdunkelung übrig. Zudem sei bei der Hallenhaltung die Gefahr der Verbreitung von Parasiten beträchtlich, da diese in der Einstreu beste Lebensbedingungen finden. Die Bekämpfung von Krankheiten und Schmarotzern erfolge mit nicht unbedenklichen Medikamenten und Pestiziden.

3. Freilandhaltung: Unter einer guten Freilandhaltung versteht man eine natürliche Haltung unseres eierlegenden Federviehs in sauberen Ställen mit genügend Umschwung. Für den Auslauf können freie Wiesen oder entsprechend grosse, mit Gras bewachsene Gehege dienen. Das Halten von Hühnern in kleinen, kahlgescharrten, dreckigen Hühnerhöfen, wie sie früher auf manchem Bauernhof zu finden waren, hat nichts mit Freilandhaltung zu tun.

In der Freilandhaltung ist keine Massenproduktion möglich; im Verhältnis zum Gewinn ergibt sich ein grösserer Landbedarf und Arbeitsaufwand. Darum kosten Freilandeier noch mehr als Halleneier. Dafür hat der Konsument die Genugtuung, dass die Hennen, die ihm dieses wertvolle Nahrungsmittel liefern, in gesunder Umgebung artgemäss leben können. Auf der Wiese fressen sie Grünfutter, weshalb die Dotter ihrer Eier während der Vegetationszeit von Natur aus eine kräftige Gelbfarbe aufweisen; nur im Winter ist das Eigelb etwas blass. Im Futter für Hühner ohne Auslauf sind vielfach chemische Farbstoffe enthalten, welche dem Eidotter eine gelbe Farbe verleihen. Es soll bereits 15 verschiedene Farbnuancen dafür geben.

Um die Freiland-Tierhaltung zu fördern, hat sich in der Schweiz unter der Initiative von Frau Lea Hürlimann die Konsumenten-Arbeitsgruppe zur Förderung der tiergerechten Nutzung von Haustieren = ,,KAG'' gebildet. Die KAG nimmt die Produzenten unter Vertrag, vermittelt zwischen Konsument und Produzent und vertritt die Interessen beider. Zur Zeit sind bereits umfangreiche Listen mit Adressen von Freiland-Hühnerhaltern und Freilandeier-Verkaufsstellen erhältlich. In den Geschäften sind die betreffenden Eierschachteln mit einem Etikett mit der Adresse des Hühnerhalters versehen; die Eier tragen das Signet ,,freiland'' (siehe unten). Im Aufbau steht auch die Vermittlung von Adressen von Betrieben mit gesunder Tierhaltung für die Fleischproduktion. Produzenten und Konsumenten können sich bei der KAG melden:
KAG-Sekretariat, Postfach, 9001 St. Gallen, Telefon 071/22 18 18

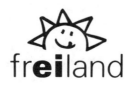

DIE FLÜSSIGKEITSZUFUHR

Unser Körper braucht Flüssigkeit, damit der Stoffwechsel funktioniert. Dieses Bedürfnis meldet er durch Durst. Dem in der Zivilisation lebenden Menschen ist allerdings der natürliche Instinkt für die erforderliche Trinkmenge abhanden gekommen. Die einen registrieren ob ihrer Geschäftigkeit das Durstgefühl nicht mehr; sie vergessen, regelmässig zu trinken. Der Körper gewöhnt sich sehr bald an eine knappe Flüssigkeitszufuhr, reagiert dabei aber oft mit Verstopfung. Viele Leute konsumieren besonders häufig süsse und alkoholische Getränke, weil sie ihnen schmecken oder weil sie damit ihre Leistungsfähigkeit oder die Stimmung heben wollen. Auf diese Weise bekommt der Organismus leicht einmal zuviel Flüssigkeit und dazu noch beträchtliche Mengen Kohlenhydrate sowie Frucht- oder Weinsäure. Vielfach glaubt man auch, mit dem reichlichen Trinken von Kräutertee oder Mineralwasser erweise man seinen Nieren einen Dienst. Das alles hat nichts mehr mit einem gesunden Durstlöschen zu tun. Sowohl ein Zuwenig wie ein Zuviel an Flüssigkeit stört den Stoffwechselhaushalt und schadet auf die Dauer auch unseren Nieren.

Das Trinkbedürfnis ist freilich je nach Tätigkeit, Luftfeuchtigkeit und Wetter verschieden. Die Flüssigkeitszufuhr sollte nach Möglichkeit mindestens 10 Minuten vor oder dann zwischen den Mahlzeiten erfolgen. Es ist besser, wenn man während des Essens nur wenig trinkt. Ein Glas frisches — im Winter temperiertes — Wasser oder ein leichter Kräutertee am Morgen beim Aufstehen und 10 Minuten vor dem Mittag- und Abendessen wirkt regulierend auf die Darmtätigkeit. Zudem ist damit eine ausreichende Versorgung des Organismus mit Flüssigkeit gewährleistet.

Die Wahl der Getränke

Wasser ist das von der Natur dem Menschen zugedachte Getränk. Wem noch gutes Quell- oder Brunnenwasser oder auch annehmbares Leitungswasser zur Verfügung steht, halte sich vornehmlich an dieses. Als Ersatz kommen kohlensäurefreie Mineralwasser in Frage.

Obst- und Fruchtsäfte, gesüsste und aromatisierte Mineralwasser sind bei der kohlenhydrat- und säurearmen Ernährung nicht gestattet. Sie enthalten einen beträchtlichen Anteil Kohlenhydrate und Säuren.

Bier ist bei der hier besprochenen Kost in bescheidenen Mengen erlaubt, sollte aber nicht täglich konsumiert werden. Beim Genuss von alkoholfreiem Bier haben wir ungünstige Reaktionen beobachtet.

Wein ist nach Möglichkeit zu meiden. Insbesondere Menschen mit irgendwelchen gesundheitlichen Schwierigkeiten können mit einem einzigen Glas Wein ungünstige Reaktionen verursachen.

Spirituosen sind gefährliche Kalorienlieferanten, besonders wenn sie noch gesüsst sind. Patienten lassen sie besser ganz weg, aber auch gesunden Leuten ist grösste Zurückhaltung zu empfehlen. Spirituosen können den Cholesteringehalt im Blut beträchtlich steigern.

Milch ist die Nahrung des Säuglings und der säugenden Tiere. Nach dem Säugealter kann der Mensch die Milch offenbar nicht mehr richtig verdauen. Bei Leuten, die Milch, Milchdrinks und Magermilch konsumieren, zeigt der Bauch immer einen Quellungszustand und vielfach ist der Magen aufgebläht. Nach unseren Beobachtungen vertragen grössere Kinder und Erwachsene die Milch nur in kleinen Mengen und stark verdünnt. Wir empfehlen deshalb, die Milch als Zugabe zu Kaffee oder Tee zu konsumieren. Für Erwachsene sollte der Milchanteil höchstens ein Drittel, für Kinder die Hälfte in den Getränken ausmachen; es darf aber ruhig auch weniger sein. Schokolademilch oder schokolade- und zuckerhaltige Nähr-, Aufbau- und Stärkungsmittel als Zusatz zu Milch sind bei dieser Ernährung absolut zu meiden.

Bohnenkaffee und Schwarztee sind nicht ganz harmlose Genussmittel. Wegen ihres Gehalts an Coffein und Röststoffen sollte man sie nicht zu häufig konsumieren. Dies gilt auch für den koffeinfreien Kaffee; dieser kann zu Reizungen der Magenschleimhaut führen.

Getreide/Früchte- und Malzkaffees sind eine Alternative zum Bohnenkaffee, doch sind auch von diesen nicht alle Fabrikate zuträglich. Manche enthalten geröstete Zuckeressenzen und andere Zusätze, die sich auf die Verträglichkeit ungünstig auswirken. Es können Magenbeschwerden, Blähungen oder auffallende Müdigkeit daraus resultieren. Erprobt und als gut befunden haben wir den Getreide-Früchtekaffee Marke „Neuroca" von der Firma „Phag" GmbH, CH-1196 Gland. Er ist in den meisten Reformhäusern erhältlich. Neuroca-Kaffee kann auch Kleinkindern gegeben werden.

Kräutertees eigenen sich je nach Witterung warm oder kalt zum Durstlöschen. Mit Teekraut soll man aber sparsam umgehen, leichter Tee ist zuträglicher als eine „Tinktur". Wer kann, trinkt Tee ungesüsst, eventuell mit wenig Rahm oder Milch. Für Kinder und süßsüchtige Erwachsene gibt man auf 1 Liter Tee etwa 15 g gewöhnlichen weissen Zucker (16 g = 4 Würfelzucker). Für die Teezubereitung gilt: Blüten, Blätter, Kräuter, Samen mit kochendem Wasser übergiessen. Nach wenigen Minuten ziehenlassen ist er genussbereit. Das Teekraut muss nicht abgesiebt werden. Wenn der Tee dadurch nach einigen Stunden zu stark wird, kann man noch etwas Wasser nachgiessen. Es sollte in jeder Haushaltung stets ein Krug Tee bereitstehen, so dass man jederzeit davon nehmen kann.

Erlaubt sind folgende Teesorten: Lindenblüten, Zitronenmelisse, Goldmelisse, Thymian, Fenchel, Süssholz. Pfefferminztee kann bei empfindlichen Personen zu Magenschleimhaut-Reizungen führen — er sollte deshalb nicht zu oft und nur in einer guten Qualität (es gibt Unterschiede) genossen und bei Unverträglichkeit gemieden werden. Brennessel-, Kamille-, Schafgarbe- und Wermuttee sind Medizinaltees. Es empfiehlt sich, diese nur gelegentlich oder bei gesundheitlichen Störungen schluckweise zu trinken.

Beispiel einer Teemischung zum Selbermischen als Genusstee:
250 g Fenchelsamen, 100 g Aenis, 50 g Kümmel, 50—100 g geschnittenes Süssholz (Menge nach Belieben).

Zubereitung: Für 1 Liter Tee einen gehäuften Teelöffel dieser Mischung mit kochendem Wasser übergiessen. Diese Grundmischung lässt sich in verschiedenen Richtungen aromatisch verändern, wenn man z.B. wenig Thymian oder ein kleines Stück Zimtstengel oder eine Gewürznelke und ein halbes Lorbeerblatt dazugibt. Die oben beschriebene Teemischung kann unter dem Namen "Siesta-3 Teemischung" in der Viktoria-Apotheke in Zürich (Adresse siehe Seite 19) oder über Apotheken und Drogerien bezogen werden.

Um die Auswahl an bekömmlichen Genusstees zu erweitern, haben wir einen hervorragenden Kräuterkenner, Herrn G. Zeller, Drogist, beauftragt, zwei weitere Teemischungen zusammenzustellen. Diese sind erhältlich unter dem Namen ALPINA 1 und ALPINA 2 nur durch die: Drogerie Zeller, Hauptgasse 63, CH—4500 Solothurn, Tel. 065 / 22 11 79.

Abführtees und alle sauren Teesorten, wie Hagebutten-, Fruchtschalen-, Karkadetee sind bei dieser Ernährungsweise nicht erlaubt. Ungünstige Wirkungen haben wir auch mit Birkenblätter, Bärentatz, Schachtelhalm (Zinnkraut/Katzenschwanz) und Eisenkraut (Verveine) beobachtet. Vor allem Rheumapatienten werden oft nicht beschwerdefrei, solange sie diese Tees trinken. Vorsicht ist deshalb auch bei fertigen Teemischungen (Rheuma-, Blutreinigungs-, Nieren/Blasentee usw.) geboten, die allenfalls diese Kräuter enthalten oder deren Zusammensetzung man nicht kennt.

DAS FRÜHSTÜCK

In jedem Frühstück müssen eiweisshaltige Produkte in Form von Eiern, Käse oder eventuell auch Fleisch enthalten sein. Von den Käsesorten eignen sich alle festen Schnittkäse und Weissschimmelkäse (Camembert usw.). Nicht erlaubt sind saure, quarkähnliche Käse und mit Kräutern, Gewürzen, Knoblauch oder Nüssen aufbereitete Käsearten. Schachtelkäse sind wegen ihrem Gehalt an Schmelzsalz besonders für empfindliche Personen weniger geeignet. Ergänzt wird das Eiweiss mit Früchten oder Kartoffeln und nur ausnahmsweise einmal mit ein wenig Brot. <u>Auf keinen Fall aber dürfen Früchte und Brot in der gleichen Mahlzeit</u> gegessen werden.

Bei der Wahl der Früchte wird das Prinzip der Monotonie besonders augenfällig. Als Grundlage zum Früchte-Frühstück dient uns vorwiegend die Banane — sie entspricht in ihrer Nährstoffzusammensetzung ziemlich genau der Kartoffel. Dazu geben wir gut reife und süsse Äpfel oder Birnen, im Sommer auch Zucker- oder Wassermelonen und im Herbst manchmal Kaki. Nur gesunde Menschen, deren Befinden keinerlei Störungen aufweist, können die Banane gelegentlich mit ein paar gut reifen Kirschen, Beeren, Traubenbeeren, einer Aprikose, einem halben Pfirsich, zwei Pflaumen oder Zwetschgen oder einigen Mandarinenschnitzen bereichern. Es darf aber zur Banane immer nur eine Fruchtart dazu kommen. Wenn sich irgendwo im Körper gesundheitliche Störungen, Beschwerden oder Schmerzen bemerkbar machen, so ist die Auswahl auf Äpfel, Birnen oder Zuckermelonen zu beschränken.

Am Frühstück darf man sich satt essen. Das soll aber nicht heissen, dass man sich den Bauch bis zum Platzen füllt. Zu viel essen macht immer müde und kann genauso Beschwerden verursachen, wie wenn etwas Unzuträgliches gegessen wird. Es hat sich als besonders vorteilhaft erwiesen, in der Reihenfolge die Eiweissspeise, insbesondere das Ei, voranzustellen. Danach isst man noch soviel von den anderen Sachen, wie man gut mag. Eine halbe bis ganze Banane je nach Grösse, dazu ein halber Apfel oder eine halbe Birne oder ein entsprechendes Stück Melone genügt vollauf. Mehr Früchte wäre zuviel; für geschwächte und kranke Menschen darf es sogar weniger sein. Wenn die gesamte Nahrungsmenge grösser sein soll, weil die betreffende Person schwere körperliche Leistungen zu vollbringen hat, dann muss der Anteil an Eiweiss erhöht werden; man isst dann zwei Eier oder mehr Käse. Beträgt die Zeit zwischen Morgen- und Mittagessen mehr als 4 ½ bis 5 Stunden, ist es besser, eine kleine Zwischenmahlzeit einzuschalten, statt zuviel aufs Mal zu essen.

Die Früchte müssen geschält und das Kerngehäuse entfernt werden. Wir haben immer wieder beobachtet, dass die Gedärme nach dem Verspeisen von harten und kantigen Bestandteilen anschwellen. Oft ist sogar eine Rötung am Darmausgang mit Brennen oder Juckreiz zu konstatieren, was auf eine Dickdarmreizung schliessen lässt. Ernährungsfachleute weisen zwar oft auf die besonders hohe Konzentration von Vitaminen unmittelbar unter den Schalen von Früchten und Kartoffeln hin. Wir meinen aber, der durch den Kratzeffekt der groben Ballaststoffe entstehende Schaden an den Darmschleimhäuten sei grösser als der Nutzen der Vitamine, die durch das Schälen verloren gehen.

FRÜHSTÜCK-VORSCHLÄGE

Getränke:
Getreide-Kaffee Marke „Neuroca" oder Kräutertee, beides mit wenig Milch oder Rahm. Wer Bohnenkaffee oder Schwarztee gut verträgt, kann diese wählen.

Standard-Frühstück
1 Ei, 3 - 5 Minuten gekocht nach Belieben, mit wenig Salz oder Cenovis-Streuwürze. Eine halbe bis ganze Banane je nach Grösse und Appetit, dazu ein halber Apfel oder eine andere Frucht (Birne, Melone). Die Menge richtet sich nach Bedarf. Unter Umständen wird von einem grossen Apfel nur ein Drittel, oder aber eine kleine Frucht ganz genommen. Früchte schälen, Kernhaus entfernen, in mundgerechte Stücke schneiden und in ein Kompottschälchen geben. Vollrahm (Sahne) darübergiessen; pro Person einen halben bis höchstens einen ganzen Deziliter. Wem der Vollrahm zu fett ist, verdünnt ihn mit wenig Milch. Langsam und geniesserisch essen. Wer mag, darf noch ein Stückchen Käse zu den Früchten nehmen.

Der Rahm kann auch halb oder ganz steif geschlagen über die Früchte gegeben werden (ohne Zucker). Wenn die Früchte etwas zu sauer sind, setzt man dem Rahm vor dem Schlagen einen gestrichenen Teelöffel Kalziumkarbonat (gereinigte Schlämmkreide) zu, oder streut die Schlämmkreide direkt auf die gewürfelten Früchte.

Dieses Frühstück hat gegenüber den bisher bekannten „Müesli" den Vorteil, dass es:

a)   gekaut werden kann und dadurch besser eingespeichelt wird,

b)   keinen Zucker oder andere Süßstoffe erfordert,

c)   durch die Zugabe von Kalziumkarbonat schädliche Fruchtsäuren etwas neutralisiert werden.

WEITERE FRÜHSTÜCK-VARIANTEN

a)   **Eier/Früchte**
     Zwei weiche Eier. Ein halber bis ganzer Apfel oder Birne in Würfelchen schneiden, mit wenig Rahm übergiessen. Man kann die Früchte auch ohne Rahm essen.

b)   **Birnen/Käse**
     Eine gut reife Birne schälen, in Achtelschnitze schneiden und auf einem Teller hübsch anordnen. Dazu serviert man verschiedene Käsesorten. Mit Früchtebesteck (Messer/ Gabel) essen.
     Dasselbe Frühstück lässt sich auch mit anderen Früchten zubereiten. Zur besseren Sättigung kann etwas Butter auf den Käse gestrichen werden.

c)   **Melonen-Teller**
     Zucker- oder Wassermelone in Schnitzchen schneiden und auf einen Teller legen. Pro Person 2 - 3 Tranchen Frühstückspeck oder eine Scheibe Schinken braten und darauf legen. Zuletzt gibt man ein Spiegelei obendrauf. Dieses Gericht ist mit 2 Spiegeleiern auch ein vollwertiges Mittagessen für die warme Jahreszeit.

d) **Omelette**

2 Eier mit 1 Essl. Milch und 1 Essl. Rahm schlagen, nach Belieben Salz, frisch gehackte oder getrocknete Kräuter, Pfeffer, Muskat, flüssige Kräuterwürze, Mischa-Gewürz (siehe unter Würzen, Seite 61) zugeben. In Butter oder Oel bei mittlerer Hitze in der Bratpfanne beidseitig backen.

e) **Käse-Omelette**

Omelette-Eimasse (siehe unter d) in die Bratpfanne geben und sofort einen gehäuften Essl. geriebenen oder in Scheibchen geschnittenen Käse einstreuen. Wenn die obere Schicht fest wird, lässt man die Omelette auf einen grossen Pfannendeckel gleiten und stürzt sie in die Pfanne zurück. Die andere Seite nur noch kurz backen, auf einen vorgewärmten Teller anrichten. Kleine Esser nehmen nur ein Ei und die Hälfte der übrigen Zutaten.

f) **Brot-Frühstück**

An dieser Stelle hatten wir in früheren Buch-Ausgaben ein Brot-Frühstück mit Ei, Käse und wenig Honig oder Konfitüre aufgeführt. Betont war im Beschrieb, dass dieses nur für gesunde Menschen ein Mal pro Woche toleriert werden könnte. Patienten sollten kein Brot essen.

Aufgrund der praktischen Erfahrung streichen wir dieses Frühstück ganz. Jeder Mensch, der irgendwelche Beschwerden oder Gewichtprobleme hat, muss den Genuss von Brot sowie alles, was Zucker und Honig enthält, stehts büssen. Allzu viele Leser/innen haben sich trotz verschiedener Schwierigkeiten mit der Gesundheit und der Figur das Brot-Frühstück regelmässig gestattet mit dem Resultat, dass der Erfolg dieser Ernährung nicht zufriedenstellend war.

g) **Rösti mit Käse oder Spiegelei**

Kalte Schalenkartoffeln schälen, auf der Röstiraffel reiben oder in Scheibchen schneiden, in die Bratpfanne geben, salzen. Oel darüber giessen und unter sorgfältigem Wenden braten. Kurz vor dem Anrichten verteilen wir einige Butterflocken darauf. Zur Rösti isst man ein Stück Käse oder ein Spiegelei. Schwerarbeiter dürfen auch zwei Eier essen.

h) **Pellkartoffeln (Gschwellti) mit Butter und Käse**

Kartoffeln mit der Schale im Dampftopf oder im Salzwasser weichkochen. Dazu reicht man Butter und verschiedene Käse.

Kartoffeln sollten nicht mit der Schale gegessen werden und auch das Kochwasser von Schalenkartoffeln eignet sich nicht zum Trinken. Unmittelbar unter der Schale befindet sich ein nicht ungefährlicher Stoff, das Solanin*). Dieses wird beim Kochen grossenteils herausgelöst und geht dadurch ins Kochwasser.

Ein Kartoffel-Frühstück ist besonders für Schwerarbeiter und Landwirte geeignet. In unserer Familie gibt es oft Rösti oder „Gschwellti" am Morgen, wenn das Mittagessen auf eine Wanderung oder sonst aus einem Grund als Picknick mitgenommen wird. Man isst dann am Mittag gekochte Eier, Käse, die Banane und einen Apfel oder eine Birne oder ein Stück Melone. Auch für Berufstätige und Schüler, die mittags nicht zu Hause essen können, eignet sich dieser Speiseplan. Dass zweimal am Tag Eier und Käse im Menü enthalten sind, macht nichts aus. Dies kommt bei unserer Kostform ohnehin öfters vor. Weitere Hinweise für die Verpflegung unterwegs besprechen wir später.

* Mohler: „Sinn und Unsinn unserer Ernährung"

Das kohlenhydrat- und säurearme Frühstück im Hotel oder Spital

Im Schweizerischen Gastgewerbe und Spitalbetrieb ist das konventionelle Frühstück ausgesprochen kohlenhydrat- und säurereich konzipiert. Während zum Beispiel in einem holländischen Morgenessen das Ei und mehrere Käse- und Fleischsorten selbstverständlich enthalten sind, bekommt man bei uns allzu oft nur Brötchen, Butter, Konfitüren und allenfalls noch Joghurt, Quark und Orangensaft. Wird Käse gereicht, so ist dieser häufig auch noch von saurer Qualität.

Eine Umstellung nach unseren Richtlinien ist aber sehr wohl möglich. Das weiche Ei bekommt man auf Wunsch überall. Statt Brot verlangen wir eine Banane, und Konfitüren lässt man durch einen guten Käse ersetzen. Die Butter streichen wir auf die in zwei Hälften geteilte Banane. Wer keinen Bohnenkaffee mag, kann Pfefferminz- oder Lindenblütentee wählen. Der Getreide/Früchtekaffee „Neuroca" ist in löslicher Pulverform erhältlich. Man kann gut eine kleine Dose davon selber mitbringen und sich statt Kaffee nur heisses Wasser und Milch oder Rahm geben lassen.

Wir haben schon mehrfach beobachtet, wie besonders nach Unfällen und Operationen überraschend wenig Schmerzen auftreten und die Heilung ausserordentlich schnell und komplikationslos verläuft, wenn die Patienten sich an das Konzept der kohlenhydrat- und säurearmen Kost halten. Das Morgenessen ist oben beschrieben. Am Mittag versucht man Fleisch, Kartoffeln und ein Gemüse zu bekommen. Suppen und Süßspeisen werden ausgelassen. Wenn einmal das ganze Menü ungeeignet sein sollte, schadet es auch nichts, eine Mahlzeit zu überspringen. Zur Not können wiederum eine Banane und ein Stück Käse das Mittagessen ersetzen. Diese beiden Sachen sollte jeder Kranke bei sich haben oder von Angehörigen beschaffen lassen. Am Abend erbittet man sich etwas Käse oder ein Ei und Tee, ohne Zucker und Zitronensaft.

ZWISCHENMAHLZEITEN

Zwischenmahlzeiten ordnen wir nach Möglichkeit am Vormittag ein. Zu dieser Zeit ist die Verdauungsleistung besser als nachmittags. Eine kleine Zwischenverpflegung ist für Kinder und für Personen mit Untergewicht, schwachem Magen, für Magenoperierte und Diabetiker angezeigt. Man baut sie aber auch in den Speiseplan ein, wenn Frühstück und Mittagessen 5 Stunden oder mehr auseinander liegen. Die einzelnen Mahlzeiten sind dann meist etwas kleiner; die Menge wird dem Bedarf — je nach Arbeitsleistung — angepasst. Manche Leute haben frühmorgens ohnehin noch nicht richtig Appetit. In diesem Fall ist es besser, in der Frühe wenig, aber gehaltreiche Nahrung zu sich zu nehmen, und Früchte 2—3 Stunden später zu essen. Nach Belieben kann zum Frühstück und zur Zwischenmahlzeit Kaffee oder Tee getrunken werden.

Vorschläge für Frühstück + Zwischenverpflegung

a)   morgens: Kaffee/Tee, 1 - 2 weiche Eier oder eine Omelette
       9 - 10 Uhr: 1 Banane oder 1 Apfel oder 1 Birne und 1 Stück Käse
                    (Früchte immer Schälen, Kernhaus nicht essen)

b)   morgens: 1 - 2 Eier, 1 halber bis ganzer Apfel oder Birne oder 1 Stück Melone, nach Belieben mit oder ohne Rahm.
       9 - 10 Uhr: 1 Banane mit Käse

c)   morgens: 1 Ei, 1 Banane mit Rahm
       9 - 10 Uhr: Apfel oder Birne mit Käse

d)   morgens: Standard-Frühstück; 1 Ei, Früchte mit Rahm, kein Käse
       9 - 10 Uhr: 2 Scheiben Käse mit etwas Butter dazwischen. Zusätzlich kann man ein Salatblatt oder 2 frische Gurkenscheibchen oder einige Radieschenscheibchen dazwischen legen.

e)   morgens: Rösti mit Spiegelei oder Käse, oder Schalenkartoffeln mit Butter und Käse.
       9 - 10 Uhr: 1 kleine Banane oder Apfel oder Birne oder eine rohe Karotte.

Kinder und Personen, die keinerlei Beschwerden haben, können als Zwischenmahlzeit auch einmal 2 dünne Scheiben Brot mit Butter und Käse oder Fleisch mitnehmen; z.B. eine Scheibe kalten Braten, kaltes Siedfleisch, kalte Zunge, getrocknetes Rindfleisch oder guten (nicht nassen) Schinken. Wurstwaren sind wenig geeignet, sie enthalten verschiedene Chemikalien.

Zwischenmahlzeiten am Nachmittag

Wer kann, setzt die — ebenfalls bescheidene — Abendmahlzeit früh an und lässt den „Z'Vieri" ganz aus. Ist dies nicht möglich und quält einen der Hunger zu sehr, dann versucht man diesen mit einer Tasse Getreidekaffee (Neuroca) oder Kräutertee mit Rahm etwas auszugleichen. Nur wenn ein allfälliges Schwächegefühl damit nicht überbrückt werden kann, sollte man eine Kleinigkeit essen. Bei Untergewicht ist eine kleine Zwischenverpflegung am Nachmittag ebenfalls angezeigt. Am besten eignet sich dazu ein kleines Stück Käse, eventuell mit ein wenig Butter oder ein paar Teelöffelchen Rahm. Geschwächte Personen, die damit nicht auskommen, können zum Käse eine halbe Banane nehmen. Andere Früchte sind am Nachmittag zu meiden. Bei den Nachmittags- und Abendmahlzeiten ist es besonders wichtig, dass die Speisen sorgfältig eingespeichelt und dadurch schon im Mund vorverdaut werden.

Körperlich tätige Leute, die keine gesundheitlichen Probleme und kein Übergewicht haben, dürfen sich etwas mehr erlauben. Erwachsene sollten zwar trotzdem Zurückhaltung pflegen und nur soviel essen, wie für die Erhaltung der Leistungsfähigkeit notwendig ist. Bei sehr anstrengender Arbeit und grossen Körperleistungen wird ein kleines Butter/Käsebrot vertragen, wobei aber die Brotscheiben nur dünn, dafür der Belag reichlicher sein darf.

Kindern und Jugendlichen gegenüber muss man etwas Toleranz walten lassen, wenn sie sich nicht freiwillig beschränken wollen. Es hat keinen Sinn, Opposition und Szenen heraufzubeschwören. Ein junger Körper verkraftet vieles noch besser, vor allem dann, wenn bei den Hauptmahlzeiten nicht so viele Fehler vorkommen. So lassen wir unsere Buben nachmittags nach der Schule auch einmal eine Banane, einen Apfel, eine Birne oder andere Früchte in kleinen Mengen essen. Gelegentlich gibt es sogar Schokolade mit Brot oder ein Eis, weil die Schulkollegen solches eben auch haben. Wenn dann einmal irgendwelche gesundheitlichen Störungen, vielleicht ein Schnupfen, Husten, eine Kinderkrankheit oder die unreine Haut in der Pubertät den Anstoss geben, halten wir die Kinder an, unsere Essregeln genau zu beachten. So lernen sie über die praktische Erfahrung, was die Ernährung für das Befinden und das Aussehen ausmacht.

DAS MITTAGESSEN

Das Mittagessen soll ausreichend, aber nicht überladen sein. Komplizierte Gerichte mit vielerlei Zutaten sind schwer verdaulich; zudem verursachen sie unnötige Arbeit und Kosten. Diese drei Störfaktoren sind für eine gesunde Lebensweise besonders hinderlich. Bei der von uns konzipierten Ernährung gilt:

1. Die Kost muss leicht verdaubar sein.

2. Der Mensch darf sich nicht übermüden, auch nicht mit Küchenarbeit. Ein erschöpfter Körper hat zu wenig Kraft zum Verdauen der Speisen und zum gesund werden.

3. Unnötige Ausgaben für Nebensächlichkeiten sind zu vermeiden, damit das Geld für gute Hauptnahrungsmittel reicht. Mit Sorgfalt und Liebe kann auch ohne Extravaganzen ein schmackhaftes und gediegenes Essen hergerichtet werden.

Die Mittagsmahlzeit besteht immer aus drei Grundspeisen

a) Eine Eiweißspeise: Fleisch/Fisch/Eier/Käse

b) Eine Kartoffelspeise

c) Salat/gekochtes Gemüse/selten Früchte/noch seltener Kompott

In einem Mittagessen sind entweder Salat, Gemüse, Früchte oder Kompott enthalten. Es dürfen nie zwei oder gar drei dieser Speisen in der gleichen Mahlzeit vorkommen. Auch die heutzutage so sehr als gesund propagierten gemischten Salate sind nicht zuträglich; sie verursachen Blähungen und Gärungszustände im Darm. Kompotte können in bescheidenen Mengen nur von gesunden Menschen gegessen werden. Wer irgendwelche Beschwerden, Schmerzen oder Krankheiten hat, lässt gekochte Früchte besser weg. Dasselbe gilt auch für süsse Nachspeisen, die wir später noch besprechen werden.

Das Würzen

Zum Würzen verwenden wir neben gewöhnlichem Salz hauptsächlich frische, getrocknete oder tiefgekühlte Kräuter wie Petersilie, Majoran, Basilikum, Liebstöckel, Sellerieblätter, Rosmarin, Thymian usw. Reformhäuser und Drogerien führen eine grosse Auswahl an Gewürzkräutern. Pfeffer, Macis (Muscatblüten), Lorbeer und Nelken sind ebenfalls erlaubt. In unserem Auftrag hat Herr Zeller, Drogist, eine hervorragende Gewürzmischung für Salate, Fleisch-, Eier- und Käsespeisen kreiert. Sie ist unter der Bezeichnung MISCHA-GEWÜRZ in Streu- oder

Nachfüllgläsern in der Drogerie Zeller erhältlich (Adresse auf Seite 55).

Zwiebeln, Knoblauch, Schnittlauch, Bärlauch, Lauch können für gesunde Personen in sehr bescheidenem Masse als Gewürze verwendet werden. Eine gesundheitlich vorteilhafte Wirkung ist aber nicht davon zu erwarten, auch nicht gegen Arterienverkalkung. Knoblauchkapseln sind bei dieser Ernährung nicht zu empfehlen.
Industriell hergestellte Fleischextrakte, Bouillonwürfel und Bratensaucen sind zu meiden. Statt dessen verwenden wir zum Kochen von Gemüse und für Saucen selbstgemachte Fleischbrühe von Siedfleisch oder ausgekochten Knochen (siehe Rezept), ebenso das Kochwasser von Salzkartoffeln.

Fleisch

Fleisch zählt zu den teuren Nahrungsmitteln. Damit es auch für den kleinen Geldbeutel erschwinglich ist, wählt man die preislich günstigeren Stücke wie Siedfleisch, Voressen (Ragout), Braten, Schmorbraten, Saftplätzchen, Zunge, Hackfleisch usw. Die meisten dieser Fleischarten benötigen eine längere Garzeit. Bei sorgfältiger Zubereitung lassen sich aber delikate Gerichte herstellen. Manche schmecken auch aufgewärmt sehr gut und eignen sich zum Einfrieren. So kann man ein grösseres Quantum auf einmal kochen und für mehrere Mahlzeiten aufteilen. Die fertig gekochten Fleischgerichte werden in entsprechenden Portionen in Alu- oder Plasticschalen oder in andere geeignete Gefässe eingefüllt, mit einem Deckel oder mit Folie verschlossen und eingefroren. Zur Wiederverwendung nimmt man die Speisen einige Stunden vor der Mahlzeit aus dem Gefrierfach, lässt sie auftauen und wärmt sie dann auf.

Bei den Fleischrezepten halten wir uns an die gebräuchlichen Zubereitungsmethoden unter Beachtung besonderer Hinweise für die kohlenhydrat- und säurearme Kost. Ob nun ein Braten im herkömmlichen Bratentopf, im Grill, im Backofen, im Tongeschirr (Römertopf) oder in einer Bratfolie gegart wird, spielt grundsätzlich keine Rolle. Man kann deshalb auch andere Kochanleitungen zu Rate ziehen. Zu meiden sind jedoch Mehlsaucen, Weinsaucen, Wein- und Essigzugaben, Wildpfeffer und Garnituren mit sauren Früchten (Ananas, Orangen, Mandarinen usw.), ebenso in Senfsauce und Essig konservierte Gemüse und Früchte. Diese Anweisungen gelten auch für die Zubereitung von Fischgerichten.

Siedfleisch – Fleischbrühe

Wenn man Siedfleisch zubereitet, gibt es immer auch Fleischbrühe. Diese Fleischbrühe wurde von unseren Grossmüttern als Kräftigungsmittel und Krankenkost geschätzt; neuzeitliche Ernährungslehren stehen ihr jedoch eher ablehnend gegenüber. Man ist der Ansicht, der Genuss von Fleischbrühe führe zu einem Harnsäureüberschuss im Körper und fördere dadurch die Entstehung von rheumatischen Erkrankungen. Nach unserer praktischen Erfahrung trifft dies nur zu, wenn der gesamte Stoffwechselhaushalt des Organismus durch zuviel und ungeeignete Kost überlastet wird. Bei einer massvollen und verdauungsgerechten Ernährung vermag unser Harnsystem die anfallenden harnsauren Salze auszuscheiden, sofern die Nieren nicht durch Krankheiten oder Medikamententschädigungen in ihrer Funktion beeinträchtigt sind. Voraussetzung ist allerdings, dass man die Fleischbrühe richtig zubereitet und in zuträglicher Menge konsumiert. Im allgemeinen werden 1 - 2 Tassen selbstgemachte Bouillon pro Woche gut vertragen. Rheumapatienten und medikamentenabhängige Personen sollten die Fleischbrühe ausschliesslich zum Kochen von Gemüse und für Saucen verwenden; auf diese Weise nehmen sie nur kleine Quantitäten davon zu sich.

Um ein schmackhaftes Siedfleisch zu bekommen, geben wir das Rind- oder auch Kuhfleisch (Laffe, Brustkern, Hohrücken, Federstück, Lempen usw.) in kochendes Salzwasser. Man lässt es aufkochen und entfernt den sich bildenden Schaum, damit die Fleischbrühe nicht trübe wird. Nach dem Abschäumen setzen wir 1 Essl. gehackte Küchenkräuter zu, z.B. Sellerie, Liebstöckel, Majoran, Basilikum, Petersilie, ev. ganz wenig Lauch. Vorsicht mit der Menge, zuviele Kräuter verursachen Blähungen! Aus dem gleichen Grunde kochen wir keine blähenden Gemüse mit; man kann aber 1 - 2 Karotten hineingeben. Als Gewürze wählen wir: 1 Lorbeerblatt, 1–2 Gewürznelken, 2–3 Pfefferkörner, ev. 1 Stückchen Macisblüte. Während der Garzeit (Rindfleisch je nach Grösse des Stücks 1 ½ bis 2 Stunden, Kuhfleisch etwas länger) sollte das Fleisch nicht eigentlich kochen, sondern nur "ziehen". Wenn man bei Kochbeginn 1 Messerspitze Natron ins Kochwasser gibt, wird das Fleisch besser weich. Will man das Siedfleisch kalt essen oder für Fleischsalat verwenden, dann lässt man es in der Bouillon auskühlen; es bleibt so schön saftig. Eine reelle Fleischbrühe ist – warm oder kalt – eine nahrhafte und köstliche Erfrischung. Wenn man sie warm serviert, kann sie mit einem Ei, Fleisch- oder Käsewürfelchen bereichert werden. Zum Aufbewahren füllen wir die Bouillon in leere Rahm- oder Konfitüregläser ab, decken sie mit Folie zu und geben sie ins Tiefkühlfach. Wer keine Gefriermöglichkeit hat, kann die kochende Fleischbrühe in Gläser mit luftdicht schliessendem Deckel einfüllen und sofort verschliessen (ist im Kühlschrank oder kühlen Keller einige Wochen haltbar).

Fisch

Es können alle Arten von Fisch gegessen werden, sofern sie nicht mit Weisswein- oder Essigsaucen zubereitet sind. Geräuchten Fischen gegenüber ist Vorsicht geboten, sie verursachen gerne Aufstossen. Gesunde Personen dürfen sich gelegentlich auch panierte Fischgerichte erlauben. Preisgünstig und überall zu haben sind heute tiefgekühlte Fischfilets; sie werden aber meist nur in grossen Packungen angeboten. Für den Kleinhaushalt ist das zuviel, denn aufgetaute Lebensmittel muss man sofort verbrauchen. Wer ein Gefrierfach besitzt, kann die Fischfilets solange antauen lassen, bis die einzelnen Stücke voneinander gelöst werden können; sie sind dann innen noch gefroren. Nun verpackt man die Filets in den gewünschten Portionen in Folie und gibt sie wieder in den Tiefkühler. In gebratenem Zustand sind Fischfilets auch im Kühlschrank 2 - 3 Tage haltbar.

Kartoffeln

Kartoffeln sind bei unserer Ernährung eine Hauptspeise. Sie haben einen hohen Sättigungswert und werden von allen Menschen gut vertragen – vorausgesetzt, man überisst sich nicht daran. Etwas Zurückhaltung in der Menge ist für empfindliche Leute im Frühjahr angezeigt; keimende Kartoffeln verursachen gerne Blähungen. In den letzten Jahren bestäubt man die Lagerkartoffeln häufig mit einem das Keimen verhindernden Mittel. Wir sind aber nicht überzeugt, dass diese Anwendung für die Gesundheit so ganz unbedenklich ist; biologisch gezogene und unbehandelte Kartoffeln sind nach unserer Meinung zu bevorzugen.

Vielfach wird behauptet, Kartoffeln seien für Gewichtszunahmen verantwortlich. Die praktische Erfahrung beweist das Gegenteil; vom Kartoffelnessen wird niemand dick und von dem zu ihrer Zubereitung verwendeten Fett auch nicht. Die sich an unsere Ernährungsanweisungen haltenden Personen essen täglich Kartoffeln und sparen gar nicht mit der Zugabe von Butter oder Oel; sie sind jeweilen über das Dahinschwinden ihres Übergewichtes erstaunt und mitunter sogar beunruhigt, wenn ihre Kleider um viele Zentimeter zu weit geworden sind.

Wir bereiten die Speisen immer selber aus frischen Kartoffeln zu. Bei industriell aufbereiteten Kartoffelgerichten (Stock aus Kartoffelflocken, Kroketten usw.) haben wir oft Blähungen und Abgang von übelriechenden Winden konstatiert. Einen etwas aufgetriebenen Bauch beobachtet man allerdings auch nach dem Genuss von frischen, aber pürierten Kartoffeln. Vermutlich wird die breiige Nahrung zu wenig gekaut; aus diesem Grunde essen wir selten Kartoffelstock. Am leichtesten verdaulich sind Salzkartoffeln; das Kochwasser davon verwenden wir wieder zur Zubereitung von Gemüse- oder Fleischgerichten. Vorteilhaft und arbeitssparend ist es, jeweilen einen grossen Topf Schalenkartoffeln zu kochen. Am ersten Tage reicht man sie warm zum Mittagessen. Kalt bleiben sie einige Tage gut im Kühlschrank; es lassen sich daraus Rösti oder Bratkartoffeln herstellen. Weitere Rezepte besprechen wir bei den Menüs.

Salate und ihre Zubereitungen

Bei der Überprüfung der Verträglichkeit verschiedener Salatsorten sind wir zu folgenden Ergebnissen gekommen: Kopfsalat und Nüsslisalat (Feld/Ackersalat) werden nicht immer gut vertragen; solche aus biol. Anbau sind besser. Als zuträglich erweisen sich: Endiven, roter, grüner, weisser Chicorée, Kohl, Chinakohl, Spitzkohl (Zuckerhut), Gurken geschält. Vom Endivien verwendet man nur die gelben zarten Blätter. Bei den Kohlarten wird vom vorderen weichen Teil Salat zubereitet; das hintere Ende mit den harten Rippen kann als Gemüse gekocht werden. Es werden stehts nur kleine Mengen Salat serviert.

Kohlarten (Wirsing), Fenchel und junge Zucchetti kommen als Rohsalate nur für Personen mit einem guten Verdauungsapparat in Frage. Kohlsalate werden leichter verdaulich, wenn man sie ganz kurz in kochendem Salz/Natronwasser überwellt. Man nimmt dazu 1 gehäuften Teelöffel Salz und eine Messerspitze doppelkohlensaures Natron*) auf 2 Liter Wasser, gibt den gehobelten Kohl ins kochende Wasser und lässt einen Wall darübergehen. Danach wird das Kochwasser abgegossen und der Salat mit kaltem Wasser abgeschreckt. Vor dem Anmachen lässt man ihn gut abtropfen. Wenn nach dem Genuss einer Salatspeise erhebliche Blähungen und/oder irgendwo im Körper Beschwerden auftreten, dann ist diese Salatart solange zu meiden, bis die betreffende Person einen besseren Gesundheitszustand erreicht hat. Danach kann man wieder einen Versuch mit demselben Salat unternehmen. Jeder Mensch muss selber beobachten und kontrollieren, was ihm zuträglich ist.

Wurzel- und Knollengemüse, also Karotten, Sellerie, Randen (rote Bete) usw. lehnen wir aufgrund der ungünstigen Erfahrungen als Rohsalate ab. Die Patienten werden nicht beschwerdefrei, solange sie solche Salate essen. Kinder und Leute mit guter Verdauungskraft können aber ganze, rohe Karotten und junge, zarte Kohlrabi knabbern. Auf diese Weise isst man nicht viel davon und kaut sie gut, was die Verdaubarkeit erheblich verbessert. Rettich und Radieschen dienen als Garnituren oder als kleine Beigabe zu Käse oder kaltem Fleisch. Wenn sie aber Aufstossen verursachen, lässt man sie weg.

*) doppeltkohlensaures Natrium

Spinat weist einen gefährlichen Gehalt an Oxalsäure auf. Er ist deshalb bei der kohlen-hydrat- und säurearmen Kost als Salat und gekocht strikte zu meiden. Tomaten enthalten ebenfalls Oxalsäure, wenn auch weniger als Spinat. Gesunde Menschen können gelegent-lich eine Tomate essen oder einen anderen Salat damit garnieren; ein ganzer Tomatensalat oder ein Tomatengericht aber ist zuviel. Rheumapatienten und Leute mit Gallen- oder Nierensteinen sollten keine Tomaten und aus dem gleichen Grund auch keine Randen, kei-ne Spargeln und keinen Lattich essen.

Von den rohen Salaten reicht man immer nur eine Sorte und ein Tellerchen voll pro Person. Damit es nett aussieht, kann mit einer andersfarbigen Salatsorte, einer Tomatenscheibe oder einem Zweiglein Petersilie garniert werden. Beim Zichoriensalat gibt es roten, grünen und weissen; den weissen nennt man bei uns auch Brüsseler Chicoree. Da die verschiedenen Zi-chorienarten in die gleiche Familie gehören, kann man zwei oder alle drei Sorten miteinan-der vermischen; das gibt einen farbenfrohen Salat. Achtung: Zichoriensalat und Pfefferminz-tee nicht in der gleichen Mahlzeit geniessen! Es entsteht ein sehr bitterer Geschmack, wenn diese beiden Nahrungsmittel gleichzeitig oder kurz nacheinander in den Mund kommen.

Gekochte Salate

Fast alle Gemüse lassen sich gekocht als Salat herrichten, was vor allem in der warmen Jah-reszeit geschätzt wird. Man verwendet dazu Resten oder kocht das Gemüse vor. Es empfiehlt sich, blähende Gemüse wie Bohnen, Erbsen, Blumenkohl, Schwarzwurzeln, Sellerie, Man-goldrippen (Krautstiele) und Randen (rote Beete) in Salz/Natronwasser knapp weichzuko-chen. Karotten kann man — eventuell zusammen mit Schalenkartoffeln — ganz kochen und nachher schälen. Danach werden sie beliebig in Stengelchen, Würfelchen oder Rädchen ge-schnitten und angemacht. Von den gekochten Salaten dürfen zwei verschiedene Sorten in einem Mittagessen enthalten sein, eines davon sollte jedoch ein nicht blähendes Gemüse sein. Ideal eignen sich dazu die Karotten, sie werden von allen Leuten gut vertragen und sind schön in der Farbe. Zum Abendessen geben wir keine Gemüse und Salate.

Salatsaucen

Salatsauce (für 4 Personen): geeignet für rohe und gekochte Salate.
2 Essl. Rahm, 2 Essl. Oel, 1 Teel. Senf, Salz, Pfeffer oder Mischa-Gewürz, frisch gehackte, tiefgekühlte oder getrocknete Kräuter, Gewürze nach Belieben, einige Tropfen (ca. 1/2 Teel.) Essig. Alles zusammen gut verrühren. Für Patienten mit starken Schmerzen sollte man den Essig ganz weglassen. Zitronensaft verwenden wir keinen, er ist noch saurer als Essig.

Leichte Mayonnaise: für Gemüse-, Kartoffel-, Käse-, Eier-, Fleischsalat.
2 Eier, 1 geh. Teel. Senf, 1 Messerspitze Salz, Mischa-Gewürz oder nach Belieben pulve-risierte Kräuter oder Gewürze, 2 Teel. Essig, ca. 3 dl. Oel.
Eidotter vom Eiweiss trennen. Eidotter, Senf, Salz, Gewürze und Essig in eine tiefe, stand-feste Schüssel geben, mit Schneebesen oder Stabmixer gut vermischen. Dann lässt man das Oel unter ständigem Rühren im Faden langsam dazufliessen. Zum Schluss schlagen wir das Eiweiss steif und ziehen es unter die fertige Mayonnaise; sie wird dadurch luftig und leicht. Diese Mayonnaise kann man einige Tage im Kühlschrank aufbewahren.

Rahm-Würzcreme: für Garnituren, kalte Platten, Artischocken usw.
Auf 2 dl. Vollrahm (Sahne) 1 geh. Teel. Senf, 1 Prise Salz, Pfeffer oder Mischa-Gewürz, Kräuter und Gewürze nach Belieben. Den Rahm mit allen Zutaten steif schlagen. Um die Rahmwürzcreme etwas ausgiebiger und leichter zu machen, kann man noch ein steif geschlagenes Eiweiss darunter ziehen; ohne Eiweiss ist die Creme jedoch nahrhafter.

Die Rahm-Würzcreme lässt sich besonders zum Garnieren von kalten Tellern und Platten verwenden; man kann sie auch gut dressieren. (mit dem Dressiersack) Herrlich schmeckt sie zum Auftunken mit Artischocken oder ganzen Blättern von weissem Chicoree (Brüsseler), und als Zugabe zu Schalenkartoffeln, kaltem Fleisch, gekochten Eiern oder zu Lachs. Wenn die Rahm-Würzcreme zu Kartoffeln und Eiweissspeisen gereicht wird, kann man wenig fein geriebenen Meerrettich darunter mischen.

Gemüse-Gerichte

Gemüse ist gesund, aber nur in kleinen Mengen. Zu reichlicher Gemüsegenuss kann Blähungen, gestörtes Wohlbefinden, Schlafschwierigkeiten und Herzklopfen zur Folge haben. Gekochte Gemüse sind leichter verdaulich als rohe. Darum dürfen zwei Arten davon in einem Mittagessen vertreten sein. Karotten blähen nicht; wir geben sie fast immer als Beilage zu Bohnen, Erbsen, Lauch, Kohlrabi, Kohlgemüse, Schwarzwurzeln usw. Man schneidet sie zum Zweitgemüse passend in Stengelchen, Würfelchen oder Rädchen. Die Gemüse können separat oder im gleichen Kochtopf zusammen zubereitet werden. Junge, zarte Gemüse sind besonders leicht verdaulich. Biologisch gezogene Produkte verursachen weniger Blähungen.

Die bekannten Zubereitungsarten für Gemüse sind:

a) dämpfen (dünsten) mit wenig oder ohne Flüssigkeitszugabe,

b) im Salzwasser weich kochen

c) im Dampftopf kochen

d) im Oel braten

Variante a) Das Dämpfen ermöglicht eine besonders schmackhafte und schonende Zubereitung der Gemüse. Man gibt etwas Oel und Küchenkräuter nach Wahl in die Pfanne, lässt kurz anschwitzen und fügt dann das Gemüse zu. Dieses wird 1/2 Minute mitgeschwitzt; dann löschen wir mit etwas Fleischbrühe, Kartoffelwasser oder gewöhnlichem Wasser ab. Nun streut man Salz darüber, bringt das Ganze zum Kochen und lässt dann das Gemüse bei eher schwacher Hitze garen.

Blähende Gemüse werden bekömmlicher, wenn man sie vor dem Dämpfen im Salz/Natronwasser blanchiert. Man nimmt auf 2 Liter Wasser 1 geh. Teel. Salz und eine Messerspitze doppeltkohlensaures Natron (in Drogerien erhältlich). Das Gemüse geben wir ins kochende Wasser, lassen es 2 - 3 Minuten aufkochen und giessen dann das Blanchierwasser weg. Danach wird das Gemüsegericht wie oben beschrieben mit Gewürzkräutern gedämpft.

Variante b) Das Weichkochen der Gemüse im Salzwasser ist weniger zu empfehlen. Es gehen dabei viel mehr Mineralstoffe aus dem Gemüse ins Kochwasser über als beim kurzen Über-wellen. Mit dem Weggiessen des Kochwassers wandern diese für uns so wertvollen Spuren-elemente in den Ausguss.

Variante c) Wer gerne seine Gemüse im Dampftopf zubereitet, mag dies tun. Bis heute kennt man keine Gegenargumente gegen das Dampfkochen. Ein Nachteil dieser Zubereitungsart be-steht darin, dass keine Gewürzkräuter mitgekocht werden können.

Variante d) Zum Braten im Oel eignen sich besonders Zucchetti (Zucchini) und Auberginen. Diese Gemüse sind sehr zart; sie dürfen aber trotzdem nur in beschränkten Mengen gegessen werden. Wir haben beobachtet, dass nach reichlichem Genuss von Zucchetti und Auberginen bei Patienten vermehrte Beschwerden auftreten, besonders Rheumaschmerzen und Herzstö-rungen. Mit folgendem Rezept lassen sich gut kleinere Quantitäten zubereiten.

Die Zucchetti oder Auberginen (Eierfrüchte) schälen und je nach ihrer Grösse in längliche oder runde 1 cm dicke Tranchen schneiden. Bei ganz grossen Zucchetti entfernen wir den weichen Kernenteil und schneiden halbmondförmige Schnitze. Man erwärmt in der Bratpfan-ne eine ca. 2 mm hohe Schicht Oel, gibt die Zucchetti/Auberginenschnitten hinein und lässt sie bei mittlerer Hitze beidseitig einige Minuten braten. Dabei werden sie mit Salz, wenig Pfeffer, Paprika oder Macis bestreut. Zum Braten muss die Pfanne zugedeckt werden. Ein sehr delikates und nahrhaftes Gericht entsteht, wenn man nach dem Wenden der Zucchetti/Auberginentranchen eine Scheibe Käse darauflegt und schmelzen lässt. Eine dünne Scheibe Tomate auf dem Käse macht das Ganze noch hübsch fürs Auge.

Man kann nahezu alle frischen Gemüse auf die oben beschriebenen Arten zubereiten. Aus diesem Grunde werden wir beim Menüplan diese Rezepte nicht mehr aufführen. Tiefkühl-gemüse blanchieren wir vor dem Einfrieren im Salz/Natronwasser und schrecken sie dann kurz mit kaltem Wasser ab, damit sie sich nicht verfärben. Bei ihrer Verwendung werden sie genau wie Frischgemüse gekocht; man lässt sie vorher nur knapp auftauen. Vor dem Servieren gibt man etwas zerlassene Butter über das Gemüsegericht; es kann aber zum Ab-schmelzen auch halb Butter, halb Sonnenblumenöl leicht erhitzt werden.

Gemüsegratin mit Käse

Manche Gemüsesorten eignen sich sehr gut zum Gratinieren (überbacken), so zum Beispiel Fenchel, Blumenkohl, Mangoldrippen (Krautstiele). Die Gemüse werden knapp weich ge-kocht, in eine feuerfeste Schüssel geschichtet, mit reichlich Käse bestreut und im heissen Backofen oder unter dem Grill kurz überkrustet.

Gemüsegratin mit Eierguss

Bei dieser Zubereitungsart kochen wir die Gemüse nur etwa 10 Minuten vor und geben sie dann in die Gratinform. Für den Eierguss rechnet man ein halbes bis ein ganzes Ei pro Per-son. Auf ein Ei geben wir je 1 Essl. Milch und Rahm und würzen mit Salz, flüssiger Pflan-zen- oder Sojawürze und weiteren Gewürzen nach Belieben. Alles gut verquirlen und über das Gemüse verteilen. Der Gratin wird im vorgeheizten Ofen bei mittlerer Hitze eine halbe Stunde überbacken.

Dörrbohnen

Dörrbohnen lassen sich gut als Ersatz für grüne Bohnen verwenden. 200 g gedörrte Bohnen entsprechen etwa 1 kg frischer Bohnen. Wir setzen die gedörrten Bohnen am Vorabend oder am Morgen des Zubereitungstages mit reichlich kaltem Wasser, Salz und Natron auf und lassen sie kurz aufkochen. Danach schaltet man die Hitzequelle aus und lässt die Bohnen quellen. Vor dem Kochen giesst man das Wasser ab; danach können die Dörrbohnen genau wie frische Bohnen zubereitet werden.

Hülsenfrüchte

Linsen, gelbe Erbsen und Bohnenkerne sind sehr nahrhafte, aber schwer verdauliche Nahrungsmittel. Sie gehören in den Speiseplan des gesunden und vor allem des körperlich arbeitenden Menschen. Patienten und empfindliche Leute sollten nur ganz wenig davon essen oder bei Unverträglichkeit sie ganz meiden. Die Hülsenfrüchte werden — wie oben bei den Dörrbohnen beschrieben — im Salz/Natronwasser zum Vorweichen aufgekocht und einige Stunden stehen gelassen. Danach kann man sie wie andere Gemüse zubereiten; am besten zusammen mit Karotten. Bei grossen Bohnenkernen, den sogenannten Saubohnen empfiehlt es sich, nach dem Vorweichen die zähe Haut zu entfernen; mit einem leichten Druck zwischen Daumen und Zeigefinger springen sie gleich auf. Gelbe Erbsen zerfallen beim Kochen, sie eignen sich am ehesten für Erbsensuppe mit Kartoffeln und Fleisch als Eintopfgericht.

Sauerkraut

Sauerkraut darf nur von gesunden Personen gegessen werden. Bei Patienten sind nach dem Genuss dieser Speise immer Verschlechterungsreaktionen festzustellen, die meist mehrere Tage anhalten. Besonders Rheumatiker klagen über mehr Schmerzen. Damit das Sauerkraut auch den gesunden Menschen nicht so sehr schadet, reduzieren wir den Säuregehalt durch folgende Massnahmen:

Das Sauerkraut wird aufgelockert, in ein Sieb gegeben und mit kaltem Wasser durchgespült. Dann gibt man es in die Pfanne, löst in einem Glas Wasser auf 1 kg Kraut 1 gestrichenen Teel. Kalziumkarbonat (gereinigte Schlämmkreide) und 1 Messerspitze Natron auf und giesst das Ganze gleichmässig über das Sauerkraut. Zum Kochen ist ziemlich viel Flüssigkeit erforderlich, darum geben wir noch Fleischbrühe oder Kartoffelwasser zu. Nun wird das Kraut gesalzen und ca. 1 Stunde gegart. Wenn man etwas Speck oder geräuchtes Schweinefleisch mitkocht, bekommt das Gericht einen besonders würzigen Geschmack. Wir empfehlen dazu noch Siedfleisch oder Rindszunge und natürlich Kartoffeln zu servieren, damit man nur wenig Sauerkraut und Schweinefleisch isst.

Kompotte

Was wir oben über das Sauerkraut gesagt haben, gilt auch für die Kompotte. Vom gesundheitlichen Standpunkt aus sind Kompotte nicht zu empfehlen; wir besprechen sie hier nur, weil manche Leute eigenes Obst haben und dieses verwerten müssen. Mit irgendwelchen Beschwerden behaftete Menschen sollten kein Kompott essen; da immer Fruchtsäuren und Zucker darin enthalten sind. Gesunde Personen können gelegentlich zum Frühstück statt rohe Früchte ein wenig Kompott zur Banane oder zu einer Omelette nehmen; am Mittag kann man es anstelle von Salat oder Gemüse einsetzen. Das Kompott muss immer mit einer Eiweissspeise kombiniert werden, z.B. zu Siedfleisch, Rührei, Raclettekäse, Schalenkartoffeln mit Butter und Käse usw. Am Abend essen wir kein Kompott.

Die Fruchtsäure können wir etwas neutralisieren, indem wir auf 1 Pfund Früchte einen gestrichenen Teelöffel Kalziumkarbonat mitkochen. Dadurch braucht man viel weniger Zukker zuzugeben. Vorsicht: Wegen dem Neutralisationsvorgang schäumt das Kompott beim Kochen sehr stark! Die angegebene Dosierung von Fruchtmenge und Kalziumkarbonat muss genau eingehalten werden; durch zuviel Kalzium wird das Gericht ungeniessbar. Besonders gut schmecken Äpfel und Birnen, wenn man sie ohne Wasserzugabe schmort. Man lässt ein Stück Butter in der Bratpfanne zergehen, gibt die in Scheiben geschnittenen Früchte hinein, bestäubt sie mit Zimtpulver und brät sie unter gelegentlichem Wenden bei mittlerer Hitze weich. Zum Schmoren muss die Pfanne zugedeckt sein. Zucker brauchen wir bei dieser Zubereitungsart nicht. Für die Vorratshaltung werden die Kompotte tiefgekühlt oder kochend in Konservengläser eingefüllt und sofort verschlossen. Bei der Sterilisiermethode darf kein Kalziumkarbonat zugegeben werden.

Wir verarbeiten nur gut reifes, einheimisches Obst (Äpfel, Birnen, Kirschen, Zwetschgen) zu Kompott. Pfirsiche und Aprikosen bleiben in unserem Klima zu sauer und die aus südlichen Gebieten kommenden Früchte werden aus Transportgründen ungenügend ausgereift geerntet. Vor der Zubereitung sollte man den Säuregehalt der Früchte mit dem Indikatorpapier kontrollieren. Ein Säurewert von pH 3,5 ist die unterste noch zulässige Grenze. Beerenfrüchte sind meist zu sauer und enthalten auch Kernchen. Aus diesen Gründen können wir Beerenkompotte nicht befürworten. Gesunde Menschen können sich diesen „Luxus" ausnahmsweise einmal erlauben; sie sollten sich aber nach dem Genuss solcher Speisen selber beobachten, wie ihr Körper darauf reagiert.

DESSERTS UND NÄSCHEREIEN

Gesüsste Speisen und Getränke gehören eigentlich nicht in eine gesunde Ernährung. Wir haben bereits über den ungünstigen Einfluss solcher Lebensmittel auf das Körpergewicht, den Knochenbau, das Gefässystem, den Blutzuckerspiegel und die Eiweissverdauung gesprochen. Zucker ist aber auch der Hauptschuldige für die Entstehung von Zersetzungen in den Verdauungswegen, sobald mehr davon gegessen wird, als der Organismus verdauen kann. Allein schon der Konsum von mehreren Früchten am gleichen Tag vermag wegen des Gehalts an Fruchtzucker eine Darmgärung auszulösen. In hohem Masse gärungsfördernd wirken Honig, Obstkonzentrat, Birnendicksaft, Melasse und alle industriell aufbereiteten Zucker. Die verschiedenen Diätzucker wie Frucht-, Trauben-, Milchzucker, Sorbit, Mannit usw. sind in dieser Beziehung keineswegs harmloser als der gewöhnliche Fabrikzucker. Der braune Rohzucker ist noch um einiges schlimmer, da er auch Schmutzstoffe enthält. Imker haben erfahren müssen, dass mit Rohzucker gefütterte Bienen davon einen ruhrartigen Durchfall bekommen und daran sterben.

Zuckerstoffe verwandeln unseren Leib bald einmal in einen Gärbottich; die Folgen davon sind zahlreiche Probleme mit dem Gesundheitszustand, der Körperform, dem Aussehen und der Gemütslage. Besonders bei Kindern und Jugendlichen kann man nach dem Genuss von Süssigkeiten häufig nervöse Unruhe, Verdriesslichkeit, aggressives Verhalten und parallel dazu struppiges, widerspenstiges Haar sowie schweissige Hände und Füsse konstatieren. Die Menschen sind aber heute sehr auf Süsskost eingespielt; diese ganz zu meiden, fällt ihnen schwer. Ein einigermassen gesunder Körper verträgt normalerweise kleinere Quantitäten Zuckerwaren, sofern in der übrigen Ernährung nicht andere schwerwiegende Fehler vorkommen. Es braucht immer eine Summe von Verstössen gegen die Gesundheit, bis der Organismus ernsthafte Schäden erleidet. Besonders Kindern gegenüber sollten wir ein wenig Toleranz walten lassen, denn die Verlockungen sind gross für sie.

In den früheren Ausgaben dieses Buches war ich mit den Süßspeisen sehr viel grosszügiger. Die praktische Erfahrung hat mich anders belehrt. Jetzt gibt es gar keinen Zucker mehr in meinen Rezepten. Und ich finde es auch nicht gut, wenn Süßspeisen als Nachtisch nach einem normalen Essen mit Kartoffeln und Gemüse oder Salat eingesetzt werden. Auch als Nachtessen werden sie nicht gut vertragen. Obwohl die hier aufgeführten Süßspeisen ausschliesslich mit Früchten ohne Süßstoffe hergestellt sind, so enthalten sie doch einen beachtlichen Anteil an Fruchtzucker. Dadurch sind es bald einmal zuviel Kohlenhydrate.

Wenn es schon etwas für den süssen Zahn sein muss, dann setzt man es besser anstatt einer Mahlzeit ein. Zum Beispiel eine Bananencreme oder ein Stück Bananenkuchen zum Kaffee am späteren Nachmittag. Dafür lässt man das Nachtessen weg. Auch zum Frühstück und Mittagessen gibt es eine Auswahl von süssen Gerichten. Nachfolgend finden Sie einige Vorschläge, wie man dem Süssigkeitsbedürfnis am vernünftigsten entsprechen kann. Die bei den Rezepten aufgeführten Buchstaben geben an, zu welchen Tageszeiten die betreffenden Speisen geeignet sind:

F = Frühstück, M = Mittagessen, Z = Zwischenverpflegung, N = Nachtessen.

DESSERTS UND SÜSSE REZEPTE

Käse-Desserts
Ein guter Käse ist das Beste und auch gesündeste, was wir als Nachspeise oder kleine Näscherei einsetzen können. Damit lassen sich auch gesellschaftliche Klippen elegant überwinden. Wer sich Käse zum Nachtisch wünscht, gilt als Feinschmecker. Nach einer nährwertmässig eher knappen Mahlzeit oder zum Kaffee am Nachmittag darf man noch etwas Butter auf den Käse streichen. Sehr gut schmecken mit Bananenrädchen belegte Käsescheibchen; man kann sie mit Zahnstochern zusammenstecken. Am Vormittag und wenn zum Mittagessen kein Gemüse oder Salat gegeben wurde, dürfen auch Apfel-, Birnen- oder Melonenschnitzchen auf den Käse gesteckt werden.

Käse als Knapperkost
Käse ist ein ausgezeichneter Ersatz für Knappergebäck und Salznüsschen. Mit Vorteil wählt man einen Hartkäse (Sbinz, Greyerzer, Bergkäse). Wir schneiden den Käse in kleine Stengelchen oder Bröckchen und servieren ihn so zu Kaffee, Tee oder ausnahmsweise zu einem Bier. Mit dem Gurkenhobel oder einem speziellen Käsehobel lassen sich von einem grossen Stück Käse dünne Scheibchen abziehen. Diese kann man aufrollen und auf dem Teller hübsch anordnen.

Früchte als Dessert
Manchmal hat man nach einer Mahlzeit das Befürfnis nach einer kleinen Süssigkeit. Ein kleines Stück Banane, allenfalls mit etwas Rahm oder Schlagrahm, kann hier Abhilfe schaffen. Andere Früchte oder auch Kompotte kommen nur als Dessert in Frage, wenn in den Mahlzeiten keine Gemüse und Salate enthalten sind; zum Beispiel ein halber in Butter geschmorten Apfel nach einem Raclette-Essen.

Rahm-Banane   F.M.Z.N.
Eine Banane mit der Schale der Länge nach halbieren. Mit der Schnittfläche nach oben auf Dessertteller legen. Mit steif geschlagenem Rahm garnieren.

Kaffee/Kakao-Rahm   F.M.Z.N.
1 leicht gehäufter TL Instant-Kaffeepulver (evtl. koffeinfrei) oder ungezuckertes Kakaopulver in 1 dl flüssigen Rahm geben, umrühren, im Kühlschrank 5 Minuten stehen lassen, dann steif schlagen. Man kann diesen Rahm so essen oder auf eine Tasse Kaffee geben.

Kaffee/Kakao-Banane   F.M.Z.N.
Eine Banane vorbereiten wie bei der Rahm-Banane, Kaffee- oder Kakaorahm drauf dressieren.

Bananencreme (für 4 Personen)   F.M.Z.N.
2 Bananen, 2 dl Rahm, evtl. 1 TL Kirsch oder Rum.
Bananen schälen, der Länge nach halbieren, in Butter bei schwacher Hitze zugedeckt beidseitig kurz braten, aus der Pfanne nehmen. Den Fond mit 3 EL Rahm ablöschen, gut umrühren. Die gebratenen Bananen mit der Fondsauce passieren oder im Mixer pürieren. Mit dem steif geschlagenen Rahm und evtl. Kirsch oder Rum mischen. In Cremeschälchen anrichten, mit Rahmtupfern garnieren.

Gebratene Banane an Rahmsauce   F.M.Z.N.
1 Banane, etwas Butter, 2-3 EL Rahm, evtl. 1 TL Kirsch oder Rum.
Die Banane schälen, in der Butter bei schwacher Hitze zugedeckt weichschmoren, auf Dessertteller legen. In den zurückgebliebenen Fond den Rahm und allenfalls Kirsch oder Rum geben, gut umrühren, aufkochen und etwas eindicken lassen. Über die Banane giessen. Nicht ganz kalt serviert schmeckt die Speise besser.

Gebratener Apfel mit Rahmsauce   F.M.
Gleiches Rezept wie gebratene Banane. Den Apfel schälen, halbieren, Kernhaus ausschneiden, die Apfelhälften weichschmoren. Rahmsauce wie oben. Der Apfel schmeckt besonders gut, wenn etwas Zimt darüber gestreut wird.

Bananentorte   F.M.Z.N.
5 Bananen, 150 g Butter, 5 Eigelb, 5 Eiweiss, 1 TL Zimt.
Die Eigelb mit der sehr weichen Butter schaumig rühren, Zimt zufügen. Eiweiss mit einer Prise Salz steif schlagen. Die Bananen schälen, der Länge nach in Viertel, dann in Würfelchen schneiden. Alles sorgfältig mischen, in eine flache, mit Butter ausgestrichene feuerfeste Form geben. Im vorgeheizten Backofen bei 200 Grad 45 Minuten backen. Diese Torte kann gut tiefgekühlt werden. Für Klein-Haushalte empfiehlt es sich, die gebackene Torte in Stücke zu schneiden und sie einzufrieren. Wenn die Torte in der ersten Hälfte des Tages gegessen wird, kann man je zur Hälfte Äpfel und Bananen dazu nehmen.

Bananen-Eis   Z
4 gut reife Bananen, 2 Eigelb, 2 Eiweiss, 2 Vanilleschoten, 300 g Rahm, evtl. 1 EL Kirsch (Kirschwasser) oder Rum.
Die Vanilleschoten aufschneiden, das Mark auskratzen, die Schalen in 200 g Wasser aufkochen, 10 Minuten ziehen lassen, durchs Sieb giessen. Die geschälten Bananen der Länge nach halbieren, in Butter zugedeckt beidseitig bei schwacher Hitze kurz braten, aus der Pfanne nehmen. Den Fond mit dem Vanillewasser aufkochen. Die gebratenen Bananen mit dem Vanillewasser und -Mark und evtl. Kirsch oder Rum passieren oder im Mixer pürieren und auskühlen lassen. Rahm und Eiweiss separat steif schlagen. Alle Zutaten sorgfältig mischen und in den Tiefkühler geben. Das Eis lässt man vor dem servieren im Kühlschrank leicht antauen, es ist sonst zu hart.

Apfel-Eis   M
Das Speiseeis kann mit Äpfeln genau so zubereitet werden wie mit Bananen. Diese Glace darf jedoch nur in der ersten Tageshälfte gegessen werden.

Getrocknete Bananenrädchen   Z

Die Bananen werden geschält und in ca. 1 1/2 cm dicke Rädchen geschnitten. Diese kann man auf die Gitter eines Dörrapparates eng nebeneinander legen. Zum trocknen die höchste Stufe der Temperatur einschalten. Nach etwa 4 Stunden sollten die Bananenrädchen gewendet werden, damit sie nicht zu sehr ankleben. Wer keinen Dörrapparat besitzt, kann die Bananenrädchen auf einem bebutterten Backblech oder Backtrennpapier trocken. Die Backofentüre muss einen Spalt offen bleiben, damit die Feuchtigkeit entweichen kann. Zu diesem Zweck steckt man eine Gabel dazwischen. Um nicht unnütz viel Strom zu verbrauchen, gibt man mit Vorteil 2-3 Backbleche voll zusammen in den Ofen.

Getrocknete Bananenrädchen sind ein kleines, feines Deckelchen nach einem Mittagessen. Mehr als 1-2 Rädchen sollten jedoch nicht genommen werden. Lassen Sie diese lange im Mund, damit die Versuchung, zuviel zu nehmen, nicht zu gross wird.

Getrocknete Apfelschnitze

Süsse Äpfel können geschält und in Schnitze geschnitten auf dem Dörrapparat getrocknet werden. Im Backofen lassen sie sich nicht so gut trocknen. Getrocknete Apfelschnitze eignen sich für die Sportverpflegung bis am Mittag und für Zwischenverpflegung am Vormittag bei langem Zwischenraum zwischen Frühstück und Mittagessen; für Kinder ideal als "Z'nüni".

Erlaubte Apfelsorten:

Golden Delicieus, Maigold, Jonagold, Jonared, Golden John, Starking, in der Schweiz auch Uster-Apfel und Basler-Apfel.

Das Problem Dörrobst.

Viele Leser/innen werden sich fragen, warum man alles selbst trocknen soll. Es gibt doch Dörrobst zu kaufen. Die meisten Dörrfrüchte werden beim industriellen trocknen geschwefelt oder sonstwie behandelt, damit sie fürs Auge schön bleiben. Wir haben festgestellt, dass diese Produkte oft nicht gut vertragen werden. Mitunter kann man zwar in Reformkostgeschäften Natur-Dörrfrüchte kaufen. Oft sind es jedoch saure Sorten, besonders bei den Äpfeln.

Getrocknete Birnen sind nach unseren Beobachtungen für empfindliche Personen nicht bekömmlich. Gedörrte Pflaumen, Zwetschgen, Aprikosen, Rosinen und Feigen sind bei Schaub-Kost nicht erlaubt. Gesunde Menschen können gelegentlich 1-2 Datteln essen. Diese müssen jedoch gut gewaschen werden, weil Staub und Bakterien auf dem Fruchtzucker leicht kleben.

Süsse Mahlzeiten

Früchte-Omeletten

Süsses Obst lässt sich gut mit Eierspeisen kombinieren. Eine Omelette mit gebratenem Apfel oder Banane an Rahmsauce oder mit einem Stück Melone mit Schlagrahm ist schon ein vollwertiges Frühstück oder Mittagessen.

Früchte-Raclette

Äpfel, Birnen und Bananen können in etwas Butter gebraten und mit Käsescheiben belegt werden. Man lässt den Käse bei zugedeckter Pfanne kurz schmelzen. So gibt es ein Apfel- oder Birnen-Raclette zum Frühstück, Brunch oder Mittagessen. Eine kleine Banane darf als Ergänzung mit dabei sein. Ein ausschliessliches Bananen-Raclette von einer kleinen Banane und etwa 50 g Käse kann auch ein Abendessen sein.

Früchte und Fleisch
Alle in dieser Ernährung erlaubten Früchte können zu verschiedenen Fleischgerichten
gereicht werden. Äpfel, Birnen und Bananen eignen sich besser geschmort, Melonen (Wasser-
und Zuckermelonen gibt man roh dazu. Die Früchte ersetzen die Kartoffeln. Fleisch und
Früchte sollten nur in der ersten Tageshälfte gegessen werden.

Was die Verträglichkeit der Früchtespeisen anbetrifft, so kommt es sehr auf das Mass an.
Weil sie süss sind und deshalb unserem Gaumen Freude bereiten, besteht die Gefahr, dass
man mehr isst, als unser Verdauungsapparat bewältigen kann. Man muss sich diesbezüglich
selbst beobachten und entscheiden, was und wieviel bekömmlich ist.

DAS ABENDESSEN

Die Abendmahlzeit bringt nur eine vermeintliche Stärkung, effektiv aber belastet sie den Organismus. Dr. Franz Xaver Mayr erteilte uns den sarkastischen Rat: ,,Das Frühstück iss allein,
in Ruhe und genug, das Mittagessen teil mit Deinem besten Freund, das Nachtessen gib Deinem Todfeind, dann stirbt er bald daran.'' In seinen Büchern empfiehlt dieser Arzt, abends
nur ganz wenig eiweisshaltige Speisen zu sich zu nehmen, jedoch keine Gemüse, Salate und
Früchte. Die praktische Erfahrung bestätigt die Richtigkeit der Mayr'schen Devise. Man fühlt
sich dabei ausserordentlich wohl, schläft sehr gut und erwacht am Morgen ausgeruht und
frisch.

Wer immer kann, soll das Nachtessen weglassen; das heisst, vom Mittag bis zum anderen
Morgen nichts mehr essen. Bei zu grossem Hunger wählt man eine von den unter ,,Nacht-
essen-Vorschläge'' aufgeführten Kleinigkeiten. Oft ist es allerdings nicht so sehr der Hunger
als vielmehr eine gewisse Erschöpfung, die am Abend zum Essen veranlasst. In diesem Zustand legt man sich mit Vorteil vor der Abendmahlzeit etwas hin und ruht sich aus. Damit
die Verdauungsorgane gut entspannen, kann man bei kühler Witterung eine Wärmeflasche,
ein Heizkissen oder eine Dampfkompresse auf den Bauch legen. Untergewichtige Personen
und Diabetiker kommen nicht ohne Nachtessen aus, Kinder und Schwerarbeiter brauchen
etwas mehr Nahrung als bewegungsarm lebende Menschen; sie sollten sich aber trotzdem
bemühen, ihren Appetit im Zaume zu halten.

Die heute vielerorts übliche Arbeitszeit mit kurzer Mittagspause wirkt sich denkbar schlecht
auf den Gesundheitszustand aus. Am Mittag isst man nur wenig aus Angst vor der Verdauungsmüdigkeit oder weil das Essen aus den Grossküchen nicht schmeckt und ein wirklich gutes
Essen zu teuer ist. So nehmen denn viele Leute am Abend eine Hauptmahlzeit ein. Die Folgen
dieses Nachtmahls sind am andern Morgen in den bleischweren Gliedern zu spüren und am ver-
quollenen Gesicht im Spiegel zu sehen. Für das Frühstück hat man dann weder Lust noch
Zeit, weil man zu müde und zu spät aufsteht. Viele Menschen sind am Morgen richtig ,,sauer'',
weil die Abendmahlzeit über Nacht in ihrem Leib vergoren ist. Ein typisches Zeichen dafür
erkennt man auch am Kratzen im Hals und an der belegten Stimme. Die Erfahrung zeigt,
dass ein reichliches Abendessen n i e zuträglich ist, auch dann nicht, wenn man sehr spät
ins Bett geht.

Wer seine Gesundheit, seine Leistungsfähigkeit, sein gutes Aussehen und einen wachen,
klaren Geist bewahren oder wiederherstellen möchte, muss die Nahrungszufuhr am Nachmittag und Abend auf ein Minimum beschränken. Leicht gärfähige Lebensmittel wie Früchte, Salate und Gemüse sollten nach 14 Uhr nicht mehr gegessen werden. Bei anstrengender

körperlicher Tätigkeit kann man kleine Mengen Kartoffeln in die Abendmahlzeit einbauen. Unter den gleichen Umständen sind auch minimale Quantitäten Zerealien zu tolerieren. Besonders Kindern und Jugendlichen geben wir abends zu einer Eiweißspeise gelegentlich ein Stück Brot, etwas Reis, Mais oder Teigwaren, wenn im Mittagessen immer Kartoffeln enthalten sind. Dieses Zugeständnis räumen wir ein, weil Unzufriedenheit und Auseinandersetzungen am Tisch manchmal mehr schaden als unrichtiges Essen. Wer von ernsthaften Krankheiten befallen ist, darf sich solche Konzessionen freilich nicht erlauben.

Nachtessen-Vorschläge

Getränke nach Wahl: Kräutertee oder Neuroca-Kaffee, nach Belieben mit etwas Milch oder Rahm. Bei warmer Witterung kann auch kohlensäurefreies Mineralwasser oder gelegentlich ein Glas Bier genommen werden.

Speisen pro Person

a)   1 Ei: 3 - 5 Minuten gekocht, mit wenig Salz

b)   Rahm: flüssig oder geschlagen — wird langsam mit dem Löffelchen gegessen. Am Abend sollte die Menge höchstens ½ dl betragen.

c)   Omelette: von 1 Ei, mit oder ohne Käse (Siehe Rezept b. Frühstück)

d)   1 - 2 Scheiben Käse: ca. 20 - 40 g, kann mit etwas Butter bestrichen werden.

e)   1 - 2 Salzkartoffeln, 20 g Butter, 40 - 50 g Käse.

f)   Käsescheibchen: 30 - 50 g, werden mit dem Gurkenhobel fein geschnitten.

g)   Kaltes Fleisch: 30 - 50 g, dünne Scheiben von Braten, Roastbeef, Siedfleisch, Zunge usw. Trockenfleisch kommt nur in Frage, wenn es mild gewürzt und nicht mit Rauchschwärze behandelt ist. Schinken können wir heute leider kaum mehr empfehlen; er ist meist zu nass und von schlechtem Geschmack, da er vielfach mit Phosphaten behandelt wird.

h)   Thunfisch (Thon): 30 - 50 g, kann mit einer der beschriebenen Salatsaucen zubereitet werden, schmeckt aber auch ohne Sauce.

i)   Bouillon mit Ei: 1½ dl selbstgemachte Fleischbrühe wird aufgekocht und ein ganzes Ei hineingeschlagen.

k)   Zuppa Pavese: Man gibt ein schwach gebackenes Spiegelei in den Suppenteller und richtet die Bouillon darüber an. Das Ganze kann mit Parmesankäse überstreut werden. Die übliche Scheibe Toast lassen wir weg.

l)   Einlaufsuppe: Wir verquirlen das Ei mit 1 Essl. Rahm und lassen es unter ständigem Schlagen mit dem Schneebesen in die kochendheisse Bouillon einlaufen. Statt der Fleischbrühe kann auch das Kochwasser von Salzkartoffeln verwendet werden.

m)   Bouillon mit Fleischresten oder Käsewürfelchen: Man schneidet Fleischresten oder harten Käse in kleine Würfelchen und erwärmt sie in der Fleischbrühe. Bei warmem Wetter kann diese Bouillon auch kalt serviert werden. Wenn das Essen nahrhafter sein soll, kocht man in der Fleischbrühe pro Person eine in Würfelchen geschnittene Kartoffel weich und gibt das Fleisch oder den Käse kurz vor dem Anrichten dazu.

n)   Kartoffelsalat: 50 — 70 g, dazu etwas Siedfleisch- oder Käsesalat, oder ein gekochtes Ei in Hälften, Viertel oder Scheiben geschnitten, mit wenig Rahm-Würzcreme, oder 50 g Lachs mit Rahm-Würzcreme.

In einem Abendessen mit Kartoffeln reichen wir z.B. eine Schalenkartoffel mit Butter und Käse oder Thunfisch; man kann aber auch Rösti mit einem Spiegelei oder mit einem Stück Käse geben. Kinder dürfen am Abend gelegentlich eine Banane mit Rahm und etwas Käse essen. Sollte die Wahl einmal auf Brot fallen, dann isst man nicht 3 - 5 Stücke, wie das vielfach üblich ist, sondern eine oder höchstens zwei Scheiben. Je dünner die Brotscheiben sind, umso besser für unser Wohlbefinden. Zugaben (Butter, Käse, Fleisch usw.) bemessen wir zu dieser Tageszeit ebenfalls knapp.

Am Abend sollten wir immer hungrig vom Tisch gehen. Man gewöhnt sich an das Hunger-gefühl und stellt mit der Zeit fest, dass dieses gar nicht so unangenehm ist. Es vermittelt ein Gefühl der Leichtigkeit. In den Entwicklungsländern sterben viele Menschen an Unterernäh-rung; bei uns stirbt man vorzeitig am „Zuvielessen". Wenn wir einmal am Tag die Nahrungszu-fuhr beschränken oder gar auslassen, kann damit die Not der Hungernden gelindert, uns aber viel Not durch Krankheiten erspart werden. An folgenden Merkmalen können wir erkennen, wann das Nachtessen zu reichlich war oder ob etwas Falsches gegessen wurde:

1. Mühe mit Einschlafen, unruhiger Schlaf, wirre Träume, unbegründetes Erwachen zwi-schen Mitternacht und 3 Uhr morgens

2. Schwitzen im Bett, heisse Füsse, schlechter Mund- und Körpergeruch

3. Nervosität, Angszustände, Stöhnen oder Aufschreien im Schlaf

4. Zunehmen von Beschwerden oder Schmerzen — Auftreten von Beinkrämpfen in der Nacht.

5. Schnarchen ist immer auf ein Überladen des Verdauungsapparates zurückzuführen. Be-zeichnenderweise lassen unsere Märchendichter immer nur reiche, dicke und satte Leute schnarchen; von den armen, hungrigen Menschen liest man nie, dass sie geschnarcht hätten.

6. Mühsames Erwachen am Morgen, Benommenheit, Steifheit im Kreuz, Nacken und in den Gliedern, Starregefühl in der Gesichtsmuskulatur, kleine Augen, käsiges Aussehen.

Einladungen zum Nachtessen sind verhängnisvoll

Die heute üblichen Einladungen zum Nachtessen oder Bankett bedeuten immer eine Belastung und mitunter eine eigentliche Bedrohung der Gesundheit. Man will zwar damit die Freund-schaft pflegen, doch diese Veranstaltungen tragen einen nicht unbeachtlichen Anteil zur Ver-kürzung des Menschenlebens und damit auch des Lebens unserer Freunde bei. Niemand fühlt sich wohl nach all dem Essen und Trinken, zu dem man verleitet und oft direkt genötigt wird. Manche Leute haben einen eigentlichen „Kater" hinterher und es dauert einige Tage, bis sie sich davon erholt haben. Solche Eskapaden mögen zur Ausnahme einmal angehen, solange der Organismus gesund und regenerationsfähig ist. Wenn aber Herz und Kreislauf, Magen, Darm, Leber, Galle und Nieren sich nicht mehr in bestem Zustand befinden, lassen solche „Grossan-griffe" auf die Funktionsfähigkeit dieser Organe ernsthafte Schäden zurück. Eine öftere Wiederholung üppiger Abendmahlzeiten muss als „Salamitaktik" bezeichnet werden; man schneidet sich jedesmal eine Scheibe von seiner Gesundheit und seinem Leben weg. Nicht selten setzen dann — oft unmittelbar in den darauffolgenden Stunden oder Tagen — eine Ko-lik, eine Gallenblase-, Bauchspeicheldrüse-, Nieren- und Blasenentzündung, ein Magen- oder Darmdurchbruch, ein Infarkt, ein Kreislaufversagen oder gar ein Herztod dem Vergnügen ein Ende. Wem sein Wohlbefinden kostbar ist, umgeht diese „Sünden wider Leib und Leben" nach Möglichkeit.

Alternativen

Wenn wir unsere Gäste gut bewirten möchten, bitten wir sie an einem arbeitsfreien Tag zum Brunch (reiches Frühstück im Laufe des Vormittags) oder zum Mittagessen. Zum Frühstück geben wir verschiedene Käsesorten, Eier oder Omeletten und Früchte mit oder ohne Schlagrahm. Ein gutes Mittagessen zu gestalten, dürfte innerhalb der kohlenhydrat- und säurearmen Kost kein Problem sein. Können die Leute aber nur am Nachmittag oder Abend kommen, dann serviert man z.B. eine Käseplatte, die mit einigen Salatblättern, Tomatenschnitzchen, Radieschen, Rettich- oder Gurkenscheibchen garniert wird. Mit kaltem Fleisch, gekochten halbierten Eiern, Rahm-Würzcreme und den obgenannten Zutaten lässt sich ebenfalls ein kleiner, leckerer Imbiss zubereiten. Ein hübsch gedeckter Tisch mit geschmackvollen Streudöschen für Salz und Gewürze oder einer schönen Pfeffermühle werten das Ganze zu einem gediegenen Mahl auf. Möchte man etwas besonders Delikates offerieren, kann man Lachs und dazu Rahm-Würzcreme reichen. Auch dieses Essen garnieren wir mit einigen wenigen Salatblättchen, rotem oder weissem Chicoree oder ein paar Spargelspitzen. Wenn die Gäste keine Kenntnis von oder kein Verständnis für die kohlenhydrat- und säurearme Ernährung haben, dann geben wir immer frische Brötchen und Butter auf den Tisch. Auch sollten verschiedene Getränke bereitstehen; Kaffee, Tee, Mineralwasser (ausnahmsweise mit Kohlensäure), Bier und eventuell auch Wein. Auf diese Weise kann jede Person die Speisen und Getränke auswählen, die sie möchte und es fällt gar nicht auf, wenn man selber wenig isst und trinkt.

Bei Auswärts-Einladungen im kleinen Kreis bittet man die Gastgeber ebenfalls um eine kleine Mahlzeit oder einen Käseteller. Es darf dabei taktvoll erwähnt werden, gemütliches Beisammensein sei uns wichtiger als das Essen. In einer grösseren Gesellschaft achten die Leute nicht so sehr darauf, was der Einzelne konsumiert. Findet das Essen im Gasthaus statt und kann frei gewählt werden, dann nehmen wir ein gutes Fleisch, eine Forelle oder sonst ein Fischgericht. Kommen kalte Speisen in Frage, dann sind es wiederum ein Käseteller, Trockenfleisch, Lachs, Thunfisch usw. Man hält sich hauptsächlich an die Eiweißspeisen, die Zutaten übergeht man so gut wie möglich. Mitunter kann die Bemerkung, man habe eine Diät einzuhalten, die Situation retten; dass die Diät nicht vom Arzt verordnet ist, geht niemanden etwas an. Von dieser Ernährungsweise zu sprechen, dürfte weniger ratsam sein. Die kohlehydrat- und säurearme Kost steht zu sehr in Opposition zu vielem, was heutzutage als „gesund" propagiert wird; es darf kaum Verständnis dafür erwartet werden.

Als Mitbringsel zu einer Einladung wählen wir statt Süssigkeiten etwas, das wir verantworten können. Mit nett verpackten Butter- und Käsespezialitäten oder Eiern vom Bauernhof bereiten wir sicher Freude; den Kindern schenken wir ein Spielzeug oder ein Geldstück als Ersatz für Schokolade.

VERPFLEGUNG UNTERWEGS, AM ARBEITSPLATZ UND BEIM PICKNICK

Viele Menschen müssen sich heutzutage auswärts verpflegen. Für Leute, die nach unseren Anweisungen leben sollten oder möchten, bringt dies Probleme. Nach unseren Beobachtungen zeigen Personen, die sich in Gaststätten und Kantinen verkÖstigen, mehr gesundheitliche Störungen als solche, die am Familientisch essen. Bei der Grossküchenverpflegung verschwinden die Beschwerden langsamer und es wird weniger oft ein optimaler Gesundheitszustand erreicht, obwohl die Speisen weitgehend nach unseren Richtlinien ausgewählt werden. Dies könnte nach unserer Meinung auf den häufigen Verbrauch industriell aufbereiteter Nahrungsmittel und Zutaten zurückzuführen sein.

In Gastbetrieben findet sich für die kohlenhydrat- und säurearme Kost nur dann eine befriedigende Lösung, wenn die Wahl unter mehreren Gerichten möglich ist. Kartoffeln, Gemüse und Fleisch sind fast immer erhältlich, ebenso eine Eierspeise, Fisch oder Käse. Man sollte freilich nur Esswaren nehmen, die in ihrer Zusammensetzung durchschaubar sind; aus diesem Grund lehnen wir z.B. Hackbraten, Fleischvögel usw. und Speisen mit Saucen ab; Fleisch bestellt man ohne Sauce. Beim Salat kommt es darauf an, dass er nicht sauer angemacht ist; es gibt Gaststätten, die ihn sehr milde zubereiten. Im Gasthaus werden besonders häufig in Fett gebackene Kartoffeln (Pommes frites) angeboten. Dieses Kartoffelgericht ist vom gesundheitlichen Standpunkt aus nicht gerade zu empfehlen, nach unserer Erfahrung aber immer noch besser als Teigwaren oder Reis, sofern gutes Öl dazu verwendet wird. Schlechte, ungepflegte und verbrannte Öle und Fette verursachen jeweilen Aufstossen. Gutes Fleisch und reelle Menüs sind meist ziemlich teuer; man kann aber die Mehrausgaben bei den Getränken und durch den Verzicht auf Desserts wieder einsparen. Wir wünschten, es wären auf den Speisekarten öfters Schalenkartoffeln und Rösti zu finden; mit diesen beiden Grundgerichten lässt sich immer ein zuträgliches und preisgünstiges Mittagessen zusammenstellen.

Vielfach besteht heute das Mittagessen ausser Haus nur aus belegten Broten, einem Joghurt oder einem Stück Kuchen. Wie bedenklich dies für die Gesundheit auf die Dauer sein kann, dürfte dem aufmerksamen Leser inzwischen klar geworden sein. Ratsamer ist es, ein richtiges Essen von zu Hause mitzunehmen. Für eine warme Mahlzeit benötigen wir ein Isolier-Speisegefäss (in Warenhäusern und Haushaltgeschäften erhältlich). Die Speisen werden am Morgen kurz vorgekocht; danach garen sie bis zum Mittag im Gefäss fertig (Kochkisten-System). Als Getränk dienen kalte oder warme Tees; letztere bleiben in einer Thermosflasche mehrere Stunden heiss.

Schalenkartoffeln im Isoliergefäss

2 - 3 Kartoffeln werden schon am Vorabend gewaschen und in der Pfanne bereitgestellt. Am Morgen setzt man sie mit Wasser überdeckt auf und lässt sie etwa 5 Minuten richtig kochen; ins Kochwasser geben wir ein wenig Salz. Inzwischen wird das Isoliergefäss mit warmem Wasser vorgewärmt. Dann füllt man die Kartoffeln in das leere Gefäss, giesst das kochende Kartoffelwasser darüber bis die Kartoffeln bedeckt sind und schraubt den Deckel drauf. Bis zum Mittagessen sind die Kartoffeln weich. Dazu essen wir Butter und Käse, Rindfleischsalat, gebratenes Geflügel oder Thunfisch (Thon). Ergänzt wird die Mahlzeit mit gekochtem Gemüse als Salat, Gurkensalat, weissem Chicoree oder grünem Salat. Wenn der Salatsauce kein Essig und kein Zitronensaft zugesetzt wird, darf man den Salat schon am Morgen anmachen. Ganze Karotten kann man roh essen; sie können aber auch zusammen mit den Kartoffeln aufgekocht und ins Isoliergefäss gegeben werden: Zum Essen schält man sie und überstreut sie mit wenig Salz.

Fleisch-Gemüse-Eintopf

Wir geben am Vorabend ca. 150 - 200 g in Würfel geschnittenes Rindfleisch (Siedfleisch, Gulaschstücke), 1/2 Teel. Salz und 1 Messerspitze Natron in 5 dl heisses Wasser, lassen es aufkochen und schäumen ab. Nun gibt man 2 Pfefferkörner, 1 Gewürznelke, 1/2 Lorbeerblatt und gehackte Küchenkräuter dazu und lässt das Ganze eine halbe Stunde leicht köcheln. Inzwischen rüsten wir 2 Kartoffeln, 1 Karotte und evtl. ein kleines Quantum von einem weiteren Gemüse wie Fenchel, Kohlrabi, Kohl, Lauch, grüne Bohnen usw. und legen diese über Nacht in kaltes Wasser. Am Morgen zerschneidet man die Gemüse und kocht sie zusammen mit dem Fleisch einige Minuten auf. Danach wird das Gericht in das vorgewärmte Isoliergefäss eingefüllt und verschlossen. Die Flüssigkeit muss die Speisen überdecken. Nach ca. 4 Stunden ist dieses Essen bereit. Statt Frischfleisch kann man Resten von Siedfleisch, Braten, Voressen, Zunge, Schaffleisch usw. verwenden. Man schneidet alles in mundgerechte Stücke und kocht es am Morgen zusammen mit dem Gemüse zum Einfüllen. Der Eintopf kann auch ohne Fleisch zubereitet werden; anstelle des Fleisches isst man dann Käse dazu. Empfindliche Personen sollten nicht alle Flüssigkeit essen und auch die Nahrungsmenge knapp halten, da dieses Gericht Blähungen verursachen kann.

Kaltes Essen

Bei warmer Witterung schmeckt auch ein kaltes Essen. Die Zusammensetzung bleibt sich gleich wie bei den warmen Mahlzeiten. Als Eiweißspender nehmen wir kaltes Fleisch (Braten, Siedfleisch, Zunge, Geflügel, Hackfleisch-Frikadellen), gekochte Eier, Thunfisch, Sardinen oder Käse. Manche dieser Produkte können als Salat zubereitet werden. Dazu gibt es Kartoffelsalat, gekochte Gemüsesalate, grüne Salate, ganze rohe Karotten, Gurken als Salat oder in Scheiben geschnitten und mit Salz bestreut. Man nehme aber immer nur einen Salat zu den Kartoffeln.

Früchte-Mittagessen

Wenn ein Früchte-Mittagessen vorgesehen ist, besteht das Frühstück aus Schalenkartoffeln—Butter—Käse, Rösti und Käse, Rösti und Spiegelei oder einer Omelette; zweimal eine Früchtemahlzeit am Tag sind bei der Schaub-Kost nicht erlaubt. Am Mittag isst man dann die gleichen Früchte, die es sonst zum Frühstück gibt; dazu wiederum Käse und/oder Ei. Rahm nimmt man in einem kleinen, gut verschliessbaren Fläschchen mit; er wird mit einem Trinkhalm in den Mund gesaugt zum Einspeicheln. Statt Rahm kann auch Butter in Portionenpackungen mitgenommen werden; man streicht sich die Butter auf die halbierte Banane oder auf die Käsescheiben.

Die in diesem Kapitel aufgeführten Mahlzeiten eignen sich zum Mitnehmen an den Arbeitsplatz und als Tourenproviant; sie lassen sich in einer Umhängetasche oder im Rucksack verstauen. Personen, denen die Mittagspause zu Hause wohl zum Essen — nicht aber zum Kochen reicht, bereiten sich ihre Mahlzeit am Morgen genauso vor. Wenn sie am Mittag nach Hause kommen, können sie sich gleich zu Tisch setzen.

Auf Wanderungen bietet sich häufig die Möglichkeit, ein Feuer zu entfachen. Da kann man Kartoffeln, Brathähnchen (Poulet), Schafkoteletten, Grillfleisch (Mixed-Grill usw.) Fisch und Gemüse in Alufolie verpackt in der Glut oder offen am Spiess und auf dem Grill braten; sehr gut schmeckt auch angeschmolzener Käse. Kartoffeln und Hühnchen lässt man in der glühenden Asche garen, sie benötigen dazu eine halbe bis dreiviertel Stunden.

Grundsätzliches zum Speiseplan

In der Folge sind eine Reihe von Mittagessen aufgeführt. Diese sollen Anregung geben, wie die kohlenhydrat- und säurearme Kost gestaltet werden kann. Der Menüplan und die einzelnen Gerichte sind absichtlich einfach und monoton gehalten. Wir möchten damit zeigen, dass eine gesunde und schmackhafte Ernährungsweise nicht kompliziert sein muss. Innerhalb den Grund-Richtlinien dieser Kostform können auch andere Menüs und Rezepte zusammengestellt oder die hier aufgeführten abgeändert werden. Die Wahl der Nahrungsmittel richtet sich nach den entsprechend der Jahreszeit und der Marktlage erhältlichen Produkten und nach dem zur Verfügung stehenden Haushaltungsgeld. Mit Rücksicht auf kleinere Geldbeutel haben wir besonders beim Fleisch preisgünstige Gerichte beschrieben. Die mitunter aufgeführten kleinen Süßspeisen als Dessert müssen keineswegs dabei sein; wir tolerieren sie jedoch für Personen, die keine oder nur geringe gesundheitliche Probleme haben.

Beim Erstellen des Speiseplanes ist zu beachten, dass nicht dreimal am Tag dieselben Nahrungsmittel auf den Tisch kommen. Dies betrifft insbesondere die Eiweißspeisen, die ja in der „Schaub-Kost" in jeder Mahlzeit in irgend einer Form mit drin sind. Dabei spielt freilich auch die Menge eine Rolle. Wenn z.B. in einem Mittagessen eine Eierspeise mit 2 - 3 Eiern pro Person vorgesehen ist, sollten im Frühstück und Nachtessen nicht nochmals Eier enthalten sein. Wer jedoch Eier gut verträgt, kann des öftern morgens und abends je ein Ei essen, wenn der Eiweissanteil in der Mittagsmahlzeit aus Fleisch, Fisch oder Käse besteht. Es darf auch einmal am Mittag und am Abend des gleichen Tages Fleisch gegessen werden, sofern man beim Nachtessen das Quantum auf 20 - 40 g beschränkt. Mehr sollte der bewegungsarm und stressbeladen lebende Mensch seinem müden Organismus abends ohnehin nicht mehr zumuten.

Eine Ausnahmestellung nimmt der Käse ein. Er wird in angemessenen Mengen im allgemeinen ausserordentlich gut vertragen. Käse liegt keineswegs schwer auf dem Magen, wie oft behauptet wird, wenn kein oder nur ganz wenig Brot (ca. 10 g) dazu gegessen wird. Das Brot, nicht der Käse, ist in dieser Kombination der belastende Teil. Die idealen Ergänzungsspeisen zu Käse sind Kartoffeln oder Früchte. Früchte kommen hauptsächlich in der ersten Tageshälfte in Frage; am Nachmittag oder Abend darf höchstens eine halbe Banane zu einem kleinen Stück Käse gegessen werden. Bei der hier beschriebenen Ernährung kann Käse sowohl in den Hauptmahlzeiten wie bei der Zwischenverpflegung mehrmals täglich genossen werden. Am Abend isst man aber wiederum nur etwa 20—50 g davon, ergänzt mit ca. 10—20 g Butter.

In den nachfolgenden Rezepten sind hauptsächlich Rind- und Schaffleisch aufgeführt, weil dieses Fleisch zur Zeit von der Tierhaltung her noch am ehesten empfohlen werden kann. Wer die Möglichkeit hat, gutes Kalb-, Schweine- oder Geflügelfleisch zu beschaffen, kann dieses ebenso verwenden.

Schwer zu verstehen ist für viele Menschen unsere Anweisung, den Genuss von Obst, Gemüse und Salat so stark zu begrenzen. Die Menschen leben heute in der Vorstellung, von den vitaminreichen Nahrungsmitteln könne man nie zuviel essen. Beim genauen Beobachten der Bauchverfassung, des Gewebezustandes und des Befindens sind aber nach reichlichem Konsum dieser Speisen immer eindeutige Symptome einer intensiven Darmgärung festzustellen. Häufig treten deswegen während oder nach der Durchführung von Obst- und Safttagen, Trauben- und Kirschenkuren und ebenso bei extremer Rohkostdiät akute Beschwerden, Schmerzschübe und mitunter ernste Erkrankungen auf.

Vielfach werden diese gesundheitlichen Störungen als Reaktion des Körpers auf die angestrebte Entschlackung betrachtet; oft hält man auch die allenfalls an den Produkten haftenden Chemikalien von Spritzmittelrückständen für die Ursache der unliebsamen Erscheinungen. Nach unserer Erfahrung können jedoch zahlreiche gesundheitliche Schwierigkeiten, so z.B. ein Ischias, eine Nervenentzündung, Kreuz-, Gelenk- und Muskelschmerzen, Herz- und Schlafstörungen wie auch plötzlich auftretende Entzündungen in irgendwelchen Organen des Körpers die direkte Folge des zuviel Obst-, Gemüse- und Salatessens sein. Für empfindliche Menschen ist schon mit 2 Äpfeln am Tag oder mit einer Handvoll Kirschen, Pflaumen, Beeren, Trauben usw. das zuträgliche Mass überschritten.

Der Säuregehalt der Früchte spielt dabei eine gewichtige Rolle. Wir haben festgestellt, dass bei manchen Patienten schon ein einziger saurer Apfel (Boskop, Glockenapfel, ungenügend ausgereifter Gravensteiner usw.) oder eine andere Frucht mit einem Säurewert unter pH 4 eine Verschlechterung des Zustandes mit vermehrten Schmerzen herbeiführen können — gleichgültig, ob diese Erzeugnisse biologisch gezogen oder chemisch behandelt worden sind. Grundsätzlich bevorzugen wir wohl die Produkte aus biologischem Anbau, doch wenn es darum geht, zwischen einem biologischen, aber sauren Apfel und einem handelsüblichen süssen Apfel zu wählen, befürworten wir den letzteren. Nach unserer Erfahrung treten nach dem Genuss von sauren Äpfeln immer Beschwerden auf, während bei süssen Äpfeln, auch wenn sie aus konventioneller Produktion kommen, keine Schmerzreaktionen zu beobachten sind. Am besten ist es freilich, wenn man süsse biologische Äpfel essen kann. Sie sind unvergleichlich gut im Geschmack, auch wenn ihr Aussehen nicht so makellos ist wie die Früchte aus dem Intensiv-Obstbau. Besonders häufig ist auch nach dem Genuss von Steinobst eine Beeinträchtigung des Gesundheitszustandes zu konstatieren — sogar dann, wenn die Früchte einen geringen Säurewert von pH 4 - 5 aufweisen. Bei der noch naturverbundenen Landbevölkerung ist interessanterweise die Ansicht verbreitet, Steinobst wirke „kältend" auf den Organismus.

Aufgrund unserer jahrzehntelangen Beobachtungen halten wir bei der von uns konzipierten Ernährung an der Beschränkung der gesunden Lebensmittel fest. Dies betrifft besonders auch die im Frühstück, in der Zwischenverpflegung vormittags oder in einem Früchte-Mittagessen aufgeführten Mengen und Sorten von Obst. Der zusätzliche Genuss von Früchten vor, nach oder zwischen den Mahlzeiten, das Essen von Stein- und Beerenobst oder von mehreren Obstarten gleichzeitig, ist nach unserer Erfahrung von nicht gesunden Menschen auf jeden Fall zu unterlassen. Gesunde tun gut daran, diese Empfehlungen ebenfalls zu beachten, um damit gesundheitliche Schwierigkeiten und auf lange Sicht organische Schädigungen und Zerfallserscheinungen zu vermeiden.

MENÜ 1

Schalenkartoffeln, Butter, verschiedene Käsesorten, Salat nach Wahl (siehe unter Salate).
Dessert: Kaffee mit Rahm oder Milch (siehe Getränke Seite 56/57)

Schalenkartoffeln

Die Kartoffeln werden mit etwas Salz im Dampftopf oder in Wasser gekocht. Beim Kochen im Wasser genügt es, wenn das Wasser die Kartoffeln zur Hälfte bedeckt. Die oberen Knollen werden durch den heissen Dampf und das aufschäumende Wasser gar, wenn der Topf mit einem gut schliessenden Deckel zugedeckt wird. Ist keine Kochgelegenheit vorhanden, dann können auch 2 - 3 Kartoffeln in einem tiefen Gefäss aus Chromstahl oder Ornamin mit einem Tauchsieder weichgekocht werden. In diesem Fall muss das Wasser die Kartoffeln ganz bedecken.

MENÜ 2

Siedfleisch, Rindszunge, Bohnen/Karottengemüse, Salzkartoffeln

Siedfleisch (siehe unter Fleisch Seite 64)

Zunge

Die in Fleischgeschäften erhältlichen Zungen sind meist gesalzen oder geräuchert. Diese kochen wir ohne Salzzugabe und wechseln das Wasser einmal nach ca. einer Stunde Kochzeit, damit die Zunge nicht zu scharf wird. Bei einer ungesalzenen Zunge setzt man pro Liter Kochwasser 1 gestr. Teel. Kochsalz zu. Die Zunge wird gewaschen, mit heissem Wasser bedeckt aufgesetzt und zum Kochen gebracht. Dann gibt man 1 Messerspitze doppeltkohlensaures Natron (Natrium) dazu. Danach lassen wir das Ganze bei schwacher Hitze ca. 2½ Stunden ziehen. Ins Kochwasser der gesalzenen oder geräucherten Zunge geben wir nach dem Wasserwechsel, bei der ungesalzenen gleich am Anfang eine halbe Zwiebel, die mit 1 Lorbeerblatt und 2 Gewürznelken besteckt ist. Ebenso können einige Pfefferkörner und Gewürzkräuter nach Belieben (Rosmarin, Basilikum, Liebstöckel, Sellerie usw.) mitgekocht werden.

Die gare Zunge wird geschält und in schräge Tranchen geschnitten. Man kann einen Teil der Zunge später zum kalt essen oder für Zungensalat verwenden. Dieses Stück lassen wir ganz, weil es sich kalt feiner schneiden   lässt. Das Kochwasser von gesalzenen und geräucherten Zungen giessen wir weg, dasjenige von selbstgewürzten kann man wie Fleischbrühe zur Zubereitung von Gemüsen und Saucen verwenden und zu diesem Zweck auch in entsprechenden Portionen einfrieren.

Salzkartoffeln

Die Kartoffeln waschen, schälen, in Würfel schneiden und im Dampftopf oder im Salzwasser weichkochen. Bei der Zubereitung ohne Dampf kann man etwas Fleischbrühe zum Kochwasser geben, dies gibt ein feines Aroma. Die Kartoffeln müssen nur bis zur Hälfte in der Flüssigkeit liegen, da diese beim Kochen schäumt und steigt (Garzeit knapp 20 Minuten). Dann giessen wir das Kartoffelwasser ab und lassen die Kartoffeln einige Minuten zugedeckt verdämpfen. Nach dem Anrichten geben wir etwas zerlassene Butter oder erwärmte Butter mit Sonnenblumenöl vermischt über die Kartoffeln und garnieren mit Petersilie. Das Kartoffelwasser heben wir zur weiteren Verwendung für Saucen oder zum Kochen von Gemüse auf. Man kann es auch zur Fleischbrühe geben, diese wird dadurch leicht gebunden.

MENÜ 3

Rührei mit Kräutern und Pilzen, Bratkartoffeln, Salat nach Wahl.
Dessert: Kaffee mit Schlagrahm, evtl. mit ungezuckertem Kakaopulver bestreut.

Rührei

Wir nehmen pro erwachsene Person 2 Eier, 1 Essl. Milch, 1 Essl. Rahm, 1 - 2 Essl. zerschnittene Pilze (Champignons oder andere) und 1 Teel. gehackte Gewürzkräuter. Eier, Milch und Rahm verquirlen, mit Salz, Mischa-Gewürz oder Macis-Pulver und wenig Pfeffer würzen. In der Bratpfanne wird Öl etwas erhitzt (nicht zu stark). Dann gibt man vorerst die Kräuter und Pilze hinein und dämpft diese 2 Minuten an. Danach giessen wir die Eiermilch darüber und lassen das Ganze bei mittlerer Hitze unter sorgfältigem Wenden stocken und leicht braten. Das Rührei wird auf eine vorgewärmte Platte angerichtet und bis zum Servieren warm gehalten. Das Gericht kann auch ohne Pilze nur mit Kräutern oder mit gehackten Fleischresten zubereitet werden.

Bratkartoffeln

Man kann geschwellte Kartoffeln schälen und in Würfelchen schneiden oder allenfalls übrig gebliebene Salzkartoffeln vom Vortag verwenden. Die Kartoffelwürfelchen werden in Öl, dem etwas Butter beigegeben wird, unter gelegentlichem Wenden knusprig gebraten. Wir salzen während des Bratens sorgfältig und gleichmässig. Vorsicht! bei mittlerer Hitze langsam braten lassen, die Kartoffeln sollen am Schluss nicht schwarz oder verbrannt, sondern schön goldbraun sein.

MENÜ 4

Schalenkartoffeln, kaltes Siedfleisch und Zunge, gekochte Gemüse als Salat, Rahm-Würzcreme
Kaffee mit Rahm oder Milch

Schalenkartoffeln (siehe Menü 1)
Gemüsesalate und Rahm-Würzcreme (siehe gekochte Salate Seite 65/66)

Siedfleisch/Zunge

Wir verwenden Resten von Menü 2. Das Siedfleisch und die Zunge werden in dünne Scheiben geschnitten, auf eine flache Platte angeordnet, mit gekochten und halbierten oder geviertelten Eiern und evtl. einigen Tomatenschnitzchen garniert. Kaltes Fleisch sollte man nicht unmittelbar aus dem Kühlschrank auf den Tisch bringen; man lässt es deshalb vor dem Servieren ca. 20 Minuten zugedeckt oder unter einem Fliegengitter in der warmen Küche stehen. Die Rahm-Würzcreme kann direkt auf die Platte garniert oder separat dazu gereicht werden. Sie dient zum Würzen von Fleisch, Eiern und gekochten, ausgekühlten Gemüsen (Karotten, Bohnen, Erbsen, Kohlrabi, Blumenkohl, Krautstiele/Mangoldrippen, Schwarzwurzeln usw.). Man nehme aber immer nur zwei Sorten Gemüse pro Mahlzeit.

MENÜ 5

Fischfilets, Butterkartoffeln, Salat nach Wahl.
Dessert: Kaffee mit Rahm, evtl. Käse.

Fischfilets (Süsswasser- oder Meerfisch nach Wahl).
Man kann frische oder tiefgekühlte Fischfilets nehmen. Letztere lassen wir vor der Zubereitung etwas auftauen. Die Filets werden unter fliessendem Wasser gewaschen und abgetrocknet. Für die Tunke geben wir in einen grossen, tiefen Teller: 1 Ei, 2 Essl. Rahm, 2 Teel. Senf, Salz, Pfeffer, pulverisierte Gewürzkräuter nach Wahl oder fertig gekaufte Gewürzmischung (Mischa-Gewürz).
Man schlägt das Ganze mit einer Speisegabel aus Chromstahl, zieht dann die Fischfilets durch die Tunke und bäckt sie in der Bratpfanne in Öl beidseitig bei mittlerer Hitze. Aus der allenfalls übrigbleibenden Tunke kann noch eine kleine Omelette zubereitet werden. Das Gericht stellen wir bis zum Servieren warm.

Butterkartoffeln
Wir kochen Salzkartoffeln (siehe Menü 2). Nach dem Abgiessen des Kochwassers werden die Kartoffeln in der Bratpfanne in zerlassener Butter oder in einem Gemisch von Butter und Sonnenblumenöl gewendet, auf eine warme Platte angerichtet und mit gehackten Kräutern bestreut.

MENÜ 6

Gefüllte Avocado
(pro Person eine halbe Avocado, für grosse Esser zwei Hälften).

Die Avocado aufschneiden und füllen nach Belieben mit:

1) Rührei,
2) Käsesalat, mit einer leichten Mayonnaise angemacht (siehe Seite 67),
3) Thunfischsalat, mit Salatsauce oder Mayonnaise angemacht,
4) Meerfrüchten nach Wahl (Crevetten usw.) an Rahmwürzcreme,
5) Rindfleischsalat, mit Salatsauce oder Mayonnaise angemacht.
6) Tartar = frisches fein gehacktes Fleisch, mit Salz, Pfeffer oder Mischa-Gewürz und evtl. einem Eigelb zubereitet.

Die Avocado ist eine sehr nahrhafte Frucht und dient als Ersatz für Kartoffeln. Sie kann auch roh oder in Butter leicht gebraten als Beilage zu Fleisch- und Fischgerichten gereicht werden.

MENÜ 7

Entrecôtes oder Rindsschnitzel, gebratene Kartoffelwürfel, Salat
Kaffee- oder Kakao-Rahm (siehe Rezept Seite 73)

Man schneidet die Entrecôtes am Rand einige Male ein, damit sie sich beim Braten nicht aufkrümmen. Dann würzen wir sie mit etwas Pfeffer und Gewürzen nach Belieben (ev. Mischa-Gewürz) und bestreichen sie mit Oel. Nun wird die Brat- oder Grillpfanne erhitzt, die Fleischstücke hineingegeben und beidseitig kurz gebraten. Bratzeit 5 - 7 Minuten je nach Dicke der Stücke und ob man sie mehr oder weniger durchgebraten mag. Wir salzen das Fleisch erst während des Bratens, wenn sich die Poren bereits geschlossen haben, da sonst zuviel Saft ausläuft. Man richtet die Entrecôtes auf eine vorgewärmte Platte an und lässt sie noch zugedeckt einige Minuten an der Wärme stehen. Statt der Entrecôtes können Rindsschnitzel „zum Schnellmachen" genau gleich zubereitet werden, sie brauchen aber eine etwas kürzere Bratzeit.

Gebratene Kartoffelwürfel

Rohe Kartoffeln werden gewaschen, geschält, in Würfel von ca 2 cm Durchmesser geschnitten und in die Bratpfanne gegeben. Wir bestreuen sie mit Salz, giessen reichlich Öl darüber und vermengen die Kartoffeln gut damit. Das Vermischen mit Öl ist notwendig, sonst verfärben sich die Kartoffeln unansehnlich. Danach brät man die Kartoffelwürfel unter gelegentlichem Wenden bei mittlerer Hitze gar; zwischen dem Wenden sollte die Pfanne zugedeckt werden. Die letzten 5 Minuten lassen wir die Kartoffeln noch offen braten, so bekommen sie eine goldbraune Farbe. Garzeit ca. 20 - 25 Minuten.

MENÜ 8

Thon (Thunfisch) am Stück oder als Salat, Kartoffelsalat, grüner Salat oder gekochte Salate nach Wahl

Thon

Wir verwenden Thon aus der Dose. Man kann den Thon in grobe Stücke zerlegen und zusammen mit einer leichten Mayonnaise (siehe Salatsaucen) servieren. Zur Zubereitung von Salat wird das Fischfleisch zerzupft. Der Thonsalat kann ebenfalls mit Mayonnaise oder aber mit folgender Sauce angemacht werden: Für 200 g Thon nehmen wir 2 Essl. Öl, ½ Teel. Essig, 1 Teel. Senf, etwas Salz, wenig Pfeffer. Wer mag, kann ein wenig gehackte Zwiebel oder grob geraffelten weissen Rettich darunter mischen (mit der Röstiraffel). Sehr hübsch sehen einige Zwiebelringe oder zerschnittene Radieschen als Garnitur aus; gekochte und in Scheiben oder Viertel geschnittene Eier dienen dem gleichen Zweck und bereichern die Mahlzeit.

Kartoffelsalat

Wir kochen Schalenkartoffeln, schälen sie noch warm und schneiden sie in Scheiben. Während des Aufschneidens streut man gelegentlich etwas Salz zwischen die Kartoffeln und gibt lagenweise 1 - 2 Essl. Mayonnaise und beliebig gehackte Küchenkräuter dazwischen. Zuletzt giessen wir heisse Fleischbrühe oder Brühe von aufgelöstem Gemüseextrakt (ca. 1 dl auf 1 Pfund) darüber und heben die Kartoffeln sorgfältig untereinander. Um ein kleines Quantum Kartoffelsalat zuzubereiten, kann man statt der Mayonnaise die gewöhnliche

Salatsauce, wie sie unter "Salate" Seite 67 beschrieben ist, verwenden. Kartoffelsalat sollte immer warm angemacht und auch nie ganz kalt serviert werden.

Zu oder nach einer Mahlzeit mit Thon sollte kein Kaffee getrunken werden, da diese Kombination Aufstossen verursachen kann.

MENÜ 9

Geschnetzeltes Rindfleisch, Rösti, Gurkensalat
Kaffee, Dessertkäse

Geschnetzeltes Rindfleisch

Wir braten das geschnetzelte Fleisch mit wenig Öl in der heissen Bratpfanne rasch an. Wenn ein grösseres Quantum zubereitet werden muss, teilt man das Fleisch in kleine Portionen und brät diese nacheinander. Kommt nämlich zuviel Fleisch auf einmal in die Pfanne, dann kann dieses nicht schnell genug von allen Seiten anbraten. Die Poren schliessen sich so zuwenig; es tritt dadurch zuviel Saft aus und das Fleisch wird trocken und zäh. Wenn alles Fleisch gebraten ist, kommt es wieder in die Pfanne zurück. Wir überstäuben es mit Kartoffel-Stärkemehl (Fecule) oder Maispuder, löschen mit Fleisch-, Kartoffel- oder Gemüsebrühe ab und lassen das Ganze aufkochen. Bei Bedarf wird nachgewürzt. Es gibt zartes Rindfleisch (von den teureren Fleischstücken wie Huft usw.), das bei sorgfältiger Zubereitung in wenigen Minuten gar ist. Geschnetzeltes Fleisch von preisgünstigerer Qualität ist etwas sehniger und muss ca eine halbe Stunde köcheln. Man kann dem Gericht durch Zugabe verschiedener Küchenkräuter oder Pilzen eine besondere Note verleihen und es auch unmittelbar vor dem Anrichten mit etwas Rahm verfeinern.

Rösti

Geschwellte, kalte Kartoffeln werden geschält und auf der Röstiraffel in Würmchen oder in Scheibchen zerkleinert. In der Bratpfanne lassen wir Öl oder Öl und Butter zusammen etwas erwärmen, geben die Kartoffeln hinein, salzen und braten sie bei mittlerer Hitze und gelegentlichem Wenden goldbraun. Die Rösti muss sorgfältig zubereitet werden, damit sie schön locker bleibt und nicht zu einem Brei wird. Zuletzt kann man die Rösti zu einem Kuchen formen, diesen auf beiden Seiten knusprig braten und auf einer vorgewärmten flachen Platte anrichten. Zum Wenden des Röstikuchens lassen wir denselben auf einen grossen Pfannendeckel gleiten und stürzen ihn in die Bratpfanne zurück; geschickte Köche und Köchinnen schwingen ihn durch die Luft und fangen ihn wieder in der Pfanne auf. Wer gerne einige Speckwürfelchen oder ein wenig Zwiebel in die Rösti gibt, mag dies tun. Man lässt beides in der Pfanne anschwitzen, bevor die Kartoffeln dazukommen.

Gurkensalat

Die Gurke wird geschält. Wenn es eine dünne Gurke ist (Schlangengurke), kann sie so zerkleinert werden; dicke Gurken schneidet man der Länge nach auf und entfernt allfällige grosse Kerne. Danach hobeln wir die Gurke in Scheibchen oder raffeln sie mit der Röstiraffel in Würmchen direkt in die zuvor zubereitete Salatsauce. Fein gehackte Gewürzkräuter, besonders Dill, geben dem Gurkensalat eine besonders delikate Note.

Käsedessert

Wir wählen die Lieblingskäse der Tischgenossen. Ausgezeichnet schmeckt z.B. auch ein Rahm-Gorgonzola.

MENÜ 10

Raclette-Kartoffeln, Salat nach Wahl
Getränke: Tee nach Wahl, auch Schwarztee
Dessert: gebratene Bananen mit Rahmsauce

Raclette-Kartoffeln

Man rechnet für 4 Personen 1 kg Kartoffeln und 600 g Käse (Raclette-Käse in Scheiben oder Fondue-Mischung, Greyerzer, Emmentaler, Bergkäse gerieben). Wir kochen die Kartoffeln in kleine Würfel geschnitten wie Salzkartoffeln und geben eine Lage davon in eine feuerfeste Form. Dann belegen wir die Kartoffeln mit der Hälfte der Käsescheiben oder streuen entsprechend geriebenen Käse darüber und würzen mit Muskat, Macis oder Pfeffer nach Belieben. Danach kommt die zweite Lage Kartoffeln, der Rest Käse und nochmals Gewürze. Wir schieben das Gericht in den vorgeheizten Backofen und lassen den Käse während ca 10 Minuten schmelzen und leicht bräunen (Oberhitze einstellen).

Gebratene Bananen mit Rahmsauce

Wir nehmen pro Person eine kleine oder die Hälfte einer grossen Banane. In der Bratpfanne lassen wir etwas Butter zergehen, geben die geschälten Bananen hinein und lassen sie zugedeckt bei kleiner Hitze beidseitig je ca. 3 Minuten braten. Dann hebt man die Bananen sorgfältig heraus auf eine vorgewärmte Platte oder direkt auf Desserttellerchen. In den zurückgebliebenen Jus geben wir pro Banane oder Bananenhälfte 1 1/2 Essl. Rahm und evtl. 1 Teel. Kirsch oder Rum, rühren gut um, erhitzen nochmals bis die Creme dick wird und geben sie nun über die Bananen. Dieser Nachtisch muss warm serviert werden.

MENÜ 11

Schafs- oder Rindsragout, Karotten/Kohlgemüse, halbe Kartoffeln
Kaffee mit Rahm

Ragout

Hierfür verwenden wir vorwiegend sehnige Fleischstücke wie Brust, Hals, Laffe und dergleichen (wie für Voressen und Gulasch). Das Fleisch wird in Würfel von 4 - 5 cm Durchmesser geschnitten oder so gekauft. Wir braten die Fleischstücke in wenig Öl im gut erhitzten Bratentopf rasch allseitig an. Wenn kein Bratentopf vorhanden ist, kann das Fleisch auch in einer Bratpfanne vorgebraten und danach in eine feuerfeste Form mit Deckel (Jenaer Glas oder ähnliches Fabrikat) gegeben werden. Nun überstreuen wir das Fleisch mit Salz, Gewürzen und gehackten Küchenkräutern und löschen mit Fleischbrühe oder Kartoffelwasser ab (auf 1 kg Fleisch 2 dl Flüssigkeit). Das Ganze wird nochmals kurz aufgekocht und danach zugedeckt bei eher schwacher Hitze gegart (auf dem Herd oder im Backofen).

Gemüse und Kartoffeln

Wenn das Kochgeschirr gross genug ist, können das Gemüse und die Kartoffeln zusammen mit dem Fleisch gekocht werden. Nachdem das Fleisch ca 3/4 Stunden geschmort hat, geben wir die in Stengelchen geschnittenen Karotten und den zuvor in kochendem Salz/ Natronwasser überwellten Kohl auf das Fleisch und ordnen darüber die geschälten und halbierten Kartoffeln an. Gemüse und Kartoffeln werden nochmals mit Salz überstreut; dann lassen wir das Gericht weitere 30 - 40 Minuten fertig garen. Man kann auch nur die Kartoffeln auf das Fleisch geben und das Gemüse separat zubereiten (siehe unter Gemüse).

MENÜ 12

Käse-Omeletten, Butterkartoffeln (siehe Menü 5), Salat nach Wahl
Kaffee mit Schlagrahm

Käse-Omeletten

Pro Person nehmen wir 2 Eier, 1 Essl. Milch, 1 Essl. Rahm, würzen mit einer Prise Salz, flüssiger Soja- oder Pflanzenwürze, Macispulver oder Mischa-Gewürz, ev. wenig Pfeffer. Wenn die Mahlzeit für starke Esser (Schwerarbeiter/Jugendliche) bestimmt ist, kann man zusätzlich 1 leicht gehäuften Teel. Kartoffel-Stärkemehl, Maispuder oder gewöhnliches Weissmehl mit je 1 Essl. Milch und Rahm anrühren und dazu geben. Das Ganze wird gut verquirlt. Dann erwärmen wir etwas Oel oder Oel/Butter in der Bratpfanne, geben 1 Teel. gehackte Gewürzkräuter hinein, giessen die Eimasse darüber und streuen sofort 1 Essl. geriebenen Käse darüber. Wir lassen die Omelette bei mittlerer Hitze backen. Wenn die Masse nicht mehr flüssig ist, lässt man die Omelette auf einen grossen Pfannendeckel gleiten und stürzt sie in die Pfanne zurück. Die andere Seite wird nur noch kurz gebacken. Statt Käse kann man auch kleingeschnittene Fleischresten, Pilze, Schinken- oder Speckwürfelchen verwenden. Diese Zutaten müssen jedoch zusammen mit den Kräutern kurz vorgedämpft werden; der Eierguss kommt dann darüber.

Schlagrahm

Wir schlagen den Rahm steif und geben ihn direkt auf die nicht ganz gefüllte Tasse Kaffee oder servieren ihn in einem separaten · Schälchen dazu. Man rechnet pro Person 1 - 2 gehäufte Essl. Schlagrahm. Für verwöhnte Feinschmecker kann der Rahm mit ein wenig Zucker und evtl. Kirsch oder Rum aromatisiert werden. Man gibt auf 2 dl Rahm 1 Teel. Zucker und wenn erwünscht 1 - 2 Teel. Kirsch oder Rum. Der Rahm wird halb fest geschlagen, die Zutaten beigegeben und nachher alles zusammen steif geschlagen.

MENÜ 13

Hackplätzchen, Rahmkartoffeln, Fenchel gratiniert

Hackplätzchen (Zutaten für 2 Personen)

250 g Hackfleisch (Rind oder Rind/Schaffleisch gemischt), 1 Ei, 1 Essl. Milch, 1 Teel. Kartoffel-Stärkemehl oder Maispuder, 1/2 Teel. Salz, 1 Teel. Senf, flüssige Soja- oder Pflanzenwürze, gehackte Küchenkräuter, Gewürze nach Belieben (Rosmarinpulver, Muskat/Macis, Pfeffer oder Mischa-Gewürz).

Wir rühren das Kartoffelmehl mit der Milch an, geben Ei, Senf, Salz und Gewürze dazu, verquirlen das Ganze gut und kneten es unter das Hackfleisch. Dann geben wir in die Bratpfanne soviel Öl, dass der Boden bedeckt ist davon und erhitzen dieses. Nun sticht man mit einem Esslöffel von dem Fleisch ab, gibt es in die Pfanne, drückt die Masse mit einer Gabel etwas flach, formt Plätzchen und lässt diese beidseitig je 3 - 4 Minuten braten. Während des Bratens sollte die Pfanne mit einem Drahtgitter-Deckel zugedeckt werden, damit der Dampf entweichen kann, das Fett aber nicht so sehr umherspritzt.

Die Hackplätzchen eignen sich zum warm und zum kalt essen. Wir verwenden sie deshalb auch als Tourenproviant und für die Verpflegung auswärts. Man kann die Hackplätzchen in Folie verpackt einfrieren; so sind sie immer griffbereit. Aus diesem Grunde ist es vorteilhaft, gleich ein grösseres Quantum aufs Mal zuzubereiten, sofern die Möglichkeit zum Tiefkühlen besteht.

Rahmkartoffeln (Zutaten auf 1 Pfund Kartoffeln)
Die Kartoffeln werden gewaschen, geschält und beliebig in Würfelchen, Scheiben oder Stengelchen geschnitten. Man kann sie z.B. gut mit dem Pommes-frites-Schneider schneiden. Nun dämpfen wir in etwas Öl 1 Essl. Küchenkräuter kurz an, geben die Kartoffeln dazu und löschen mit 2 dl Wasser oder je zur Hälfte Wasser und Fleischbrühe ab. Wir kochen die Kartoffeln knapp weich. Dann rühren wir 1 Teelöffel Kartoffel-Stärkemehl oder Maispuder mit wenig kaltem Wasser an (in einem grösseren Gefäss), giessen nun das Kochwasser von den Kartoffeln unter ständigem Umrühren dazu, mischen 2 - 3 Essl. Rahm hinein und geben das Ganze wieder über die Kartoffeln in die Pfanne. Das Gericht wird nochmals erhitzt bis die Sauce bindet. Als Kochgeschirr sind Servierkasserollen, in denen die Speise auch auf den Tisch gebracht werden kann, besonders geeignet.

Fenchel gratiniert
Die Fenchelknollen werden geputzt, gewaschen, der Länge nach entzwei geschnitten und im Dampftopf oder im Salzwasser knapp weichgekocht. Dann streichen wir eine feuerfeste Form mit Butter aus, schichten die Fenchelhälften hinein, bestreuen sie mit geriebenem Käse und überkrusten das Gemüse im heissen Backofen.

MENÜ 14

Schmorbraten, Kartoffelschnee, Salat nach Wahl
Schlagrahm mit Beerenmark

Schmorbraten
Für Schmorbraten eignen sich preisgünstige Fleischstücke vom Rind oder Schaf sowie von älterem Wild. Wir würzen das Fleisch mit Salz und beliebigen Gewürzen (ev. Mischa-Gewürz) und braten es im heissen Oel allseitig kurz an. Wer kein eigentliches Bratgeschirr hat, kann den Braten in der Bratpfanne anbraten und ihn dann zum Garen in ein feuerfestes Geschirr mit Deckel geben, z.B. auch aus Jena'er Glas. Jetzt kommen gehackte Küchenkräuter, ein Zweiglein Rosmarin, 2 Karotten und eine halbe mit Lorbeerblatt und Gewürznelken besteckte Zwiebel dazu. Dann löschen wir mit Fleischbrühe oder Kartoffelwasser ab. Der Braten kann nun auf dem Herd oder im Backofen geschmort werden. Garzeit je nach Grösse des Bratens und Alter des Tieres 2−3 Stunden. Der Braten wird in dünne Scheiben aufgeschnitten, auf eine flache Platte angerichtet, mit den Karotten garniert und warm gestellt. Wir entfernen die Zwiebel und den Rosmarinzweig, kochen die Sauce nochmals kurz auf, mischen zuletzt 2−3 Essl. Rahm darunter und übergiessen den Braten damit. Wer gerne eine gebundene Sauce hat, kann 1 Teel. Kartoffel-Stärkemehl in wenig kaltem Wasser auflösen und vor dem Aufkochen in die Sauce einrühren. Für die feine Küche wird die Sauce noch durch ein Sieb passiert.

Kartoffelschnee
Wir kochen Salzkartoffeln, giessen das Kochwasser ab und passieren die Kartoffeln direkt auf eine vorgewärmte Platte. Das Gericht soll sich locker und schneeartig präsentieren. Zuletzt geben wir einige Butterflocken oder etwas zerlassene Butter, evtl. Butter/Öl gemischt, darüber. Der Kartoffelschnee muss bis zum Servieren gut warm gehalten werden, da er schnell auskühlt. Auf dem Tisch stellt man ihn nach Möglichkeit ebenfalls auf einen Plattenwärmer.

Beeren-Rahmcreme (mit Beerenmark und Rahm)
Zum Herstellen von Beerenmark kann man frische, tiefgekühlte oder gekochte Beeren verwenden. Die Beeren (Erdbeeren, Himbeeren, Brombeeren, keine Johannisbeeren) werden
mit einer Holzkelle durch ein feines Sieb gestrichen, so dass die Kernchen zurückbleiben.
Dann geben wir auf 2 1/2 dl Rahm 1 gehäuften Teel. Kalziumkarbonat (gereinigte Schlämmkreide) und 2 leicht gehäufte Teel. Zucker, schlagen den Rahm steif und mengen zuletzt
4 Essl. Beerenmark hinein. Die Beeren-Rahmcreme wird in Cremeschälchen oder in Coupe-
gläser gefüllt und mit einer einzelnen Beere garniert.

Die Beeren-Rahmcreme und auch alle übrigen Nachspeisen, die Zucker enthalten, werden
von uns nicht empfohlen, sondern nur für Menschen ohne gesundheitliche Probleme
toleriert. Wer mit seinem Gesundheitszustand Schwierigkeiten hat, nimmt statt gezuckerte
Desserts besser eine halbe Banane mit etwas Rahm oder Schlagrahm, wenn es schwer
fällt, auf Süßspeisen zu verzichten.

Schaub-Kost bei Diabetes

Die Schaub-Kost lässt sich bei Diabetes mellitus gut einsetzen. Durch die Kostumstellung ergibt sich meist eine wesentliche Besserung des gesamten Befindens, eine erhebliche Senkung des Blutzuckerspiegels und bei Übergewicht auch ein Gewichtsabbau. Für Diabetiker sind folgende Hinweise wichtig, insbesondere wenn Medikamente eingenommen werden oder Insulin gespritzt wird:

1. Die Kostumstellung sollte zu einem Zeitpunkt erfolgen, in dem sich der Patient beobachten kann. Also nicht während grossem Stress und hektischer Lebensweise. Zu Beginn der Umstellung muss die gleiche Anzahl Mahlzeiten eingenommen werden wie zuvor, also täglich 5 - 6 kleinere Mahlzeiten.

2. Die vom Arzt festgesetzten Werte (Brot-, Obst-, Gemüse- und Milch-Werte) werden in Kartoffel-, Bananen-, Apfel-, Melonen-Werte umgerechnet; also in Nahrungsmittel, welche bei Schaub-Kost erlaubt sind. So können zum Beispiel statt 20 g Brot etwa 50-70 g Kartoffeln gegessen werden. Weil im Rahm (Sahne) auch etwas Kohlehydrate enthalten sind — jedoch weniger als in der Milch — sollten diese Werte entsprechend berücksichtigt werden.

3. Während der Umstellungsphase muss der insulinpflichtige Diabetiker täglich das Blut auf dessen Zuckergehalt prüfen (wie vom Arzt verordnet). Der auf Medikamente eingestellte Diabetiker soll täglich 1 - 2 mal den Urin auf Zucker testen. Ergibt sich ein Rückgang oder das Ausbleiben des Harnzuckers bzw. eine Normalisierung des Blutzuckers (70-120 mg%), muss die Medikation bzw. die Insulingabe sofort neu eingestellt werden. Es soll den Patienten nicht beunruhigen, wenn die Medikamente oder gespritzten Einheiten sehr schnell reduziert und eventuell bald ganz abgesetzt werden können.

4. Um sich vor einer Hypoglykämie (Unterzuckerung) zu schützen, sollte der Patient immer etwas Zucker in Griffnähe haben. Eine Unterzuckerung zeigt sich mit Zittern, Unbehagen, Schweissausbruch und Angst an. Bei leichten Unterzuckerungssymptomen genügt es, ein Stück Banane oder Kartoffel zu essen oder nur schon 1 - 3 Esslöffel Rahm langsam zu sich zu nehmen.

5. Produkte mit Diabetikerzucker und Austauschzucker wie Sorbit, Mannit, Xilit, Frucht- und Traubenzucker sind bei Schaub-Kost nicht erlaubt, ausgenommen bei Unterzuckerung als Notmassnahme. Künstliche Süßstoffe sind ebenfalls zu meiden.

6. Von Vorteil ist es, wenn der Patient sich vor dem Mittag- und/oder vor dem Abendessen mit einer heissen Leibkompresse hinlegt und ruht (nichts hören, sprechen, lesen). Hausfrauen tun es vor dem Kochen. Dadurch werden die Verdauungsorgane und damit auch die Bauchspeicheldrüse besser durchblutet. Sie erholen sich und produzieren mehr und bessere Verdauungssäfte. Für Diabetiker ist täglich ein Spaziergang oder sonstige Körperbewegung unerlässlich.

7. Wenn sich der Organismus auf die neue Ernährung umgestellt hat und sich der Patient gut fühlt, kann er versuchen, die Anzahl der Mahlzeiten zu reduzieren. Danach kann man allenfalls auch die Zufuhr von Kohlehydrat-Werten vorsichtig vermindern und gleichzeitig mit der Medikation entsprechend zurückgehen. Bei manchen Patienten kann durch dieses Vorgehen ein Diabetes soweit gebessert werden, dass nur noch wenig oder keine Medikamente oder Insulin mehr notwendig sind. Voraussetzung ist das richtige Befolgen dieser Ernährungsweise. Eine Kalorienbeschränkung ist bei dieser Art von Diabetes-Diät nicht erforderlich.

Grenzen des Wirkungsbereichs

Die am Anfang und am Schluss dieses Buches aufgeführten Patientenberichte erwecken vielleicht den Eindruck, das Schaub-Gesundheitsprogramm sei ein Allerwelts-Heilmittel für alle Krankheiten und alle Patienten. Kritische Menschen werden da vermutlich misstrauisch, denn heutzutage werden viele Wundermethoden angepriesen, die den Konsumenten um sein Geld bringen und mitunter sogar die Gesundheit schädigen. Kritische Menschen sind uns sehr viel lieber als jene, die unbesehen alles glauben und mitmachen. Dem Wirkungsbereich der Schaub-Kost sind auch Grenzen gesetzt, und darüber soll der Leser ebenfalls informiert sein.

Oft hört man das Argument, es seien ja nicht alle Menschen gleich, und deshalb könne ein Ernährungssystem auch nicht für alle richtig sein. Grundsätzlich haben aber alle Menschen den gleichen Verdauungsapparat, und dieser funktioniert auch gleichgerichtet. Ein Unterschied besteht lediglich im Zustand und in der Leistungsfähigkeit der Organe sowie in der körperlichen Konstitution und in der seelischen Tragfähigkeit des einzelnen. Eine robuste Person verdaut mehr und besser als eine zarte Gestalt, und bei einem frohmütigen Menschen funktionieren die Verdauungsorgane ebenfalls besser als bei einer ängstlichen Natur.

Entsprechend unterschiedlich ist die Regenerationskraft. Während der eine seine Beschwerden in kurzer Zeit verliert und wieder voll leistungsfähig ist, brauchen andere viel länger oder müssen sich mit einem bescheideneren Resultat zufrieden geben. Manche Krankheitsdispositionen bestehen von Jugend auf, und die Neigung dazu ist oft ererbt. Aufgrund unserer Erfahrung ist es gerade in solchen Fällen mit der konsequenten Einhaltung unserer Ernährung möglich, das Aufkommen eines Leidens zu verhindern.

Psychisch bedingte Gesundheitsstörungen

Weil die Medizin die wirkliche Ursache mancher Beschwerden und Krankheiten nicht kennt und vielfach auch keine richtige Hilfe zu erbringen vermag, werden gesundheitliche Schwierigkeiten relativ häufig auf psychische Gründe zurückgeführt. Nicht selten leben Patienten unter dem Eindruck, man halte sie für Simulanten. Das Gefühl, von Ärzten und Angehörigen nicht ernst genommen zu werden, kann bei empfindsamen Menschen eine zusätzliche psychische Stress-Situation verursachen und den Zustand tatsächlich noch verschlimmern. Es ist dann schlussendlich schwer zu beurteilen, wieviel organisch und wieviel seelisch verursacht ist. Bei verletzlichen Patienten kann dadurch eine so grosse Verbitterung entstehen, dass sie sich an ihren Krankheitssymptomen geradezu festklammern, um sich Geltung zu verschaffen; was ihnen jedoch meist nicht bewusst ist. Dasselbe gilt auch für Menschen, die aus irgendwelchen Gründen "gekränkt" sind.

In solchen Fällen genügt eine Ernährungskorrektur allein meist nicht für eine gesundheitliche Umstimmung. Die Patienten sollten wenn möglich eine vorübergehende Ortsveränderung vornehmen, Distanz gewinnen und ihre Probleme geistig verarbeiten. In diesen Situationen kann die vegetative Atemtherapie und Atem-Lösungsschule — wie sie auch in unsere Ferienkurse eingebaut ist — eine grosse Hilfe sein. Unerlässliche Voraussetzung ist allerdings, dass diese Menschen selbst bereit sind, den von ihnen erforderlichen Beitrag zu leisten — das "Loslassen" zu erlernen und zu üben. Auf diesem Weg kann vielfach eine wesentliche Besserung, wenn auch selten ein optimaler Gesundheitszustand erreicht werden.

An die Grenzen unseres Wirkungsbereichs stossen wir mit unserem Gesundheitskonzept bei krankhaften psychischen Zuständen. Die Patienten könnten zwar durch eine verdauungsgerechte Kost ruhiger und ausgeglichener werden. Oft aber ist ihr Wesen sehr sprunghaft, und es mangelt vielfach an Einsicht und Disziplin. Somit liesse sich dieses Kostsystem bei psychisch Kranken und auch bei Drogenabhängigen am ehesten in geschlossenen Gruppen durchführen, wo gemeinsam gegessen wird und kaum Gelegenheit vorhanden ist, daneben an irgendwelche Esswaren heranzukommen. Dort aber könnte sich diese Ernährungsweise sehr positiv auswirken.

Nach unserer Erfahrung sind viel mehr Leiden körperlich und damit auch ernährungsbedingt, als allgemein angenommen wird. Besonders durch angeblich nervöse Überlastung verursachte Magen- und Zwölffingerdarmgeschwüre können mit einer Ernährungsumstellung und einigen weiteren natürlichen Massnahmen innerhalb kurzer Zeit heilen, auch wenn das Leiden schon jahrelang bestanden hat. Bei einigen unserer Klienten war bereits zwei Drittel des Magens operativ entfernt worden, und es hatten sich auf dem restlichen Teil wieder Geschwüre gebildet. In einem Fall wurde nach drei Wochen, in einem andern nach sechs Wochen durch Magenspiegelung die vollständige Abheilung festgestellt. Bei solchen Erkrankungen ist eine persönliche Beratung jedoch fast unumgänglich.

Irreparable Organschädigungen

Schwere Organschädigungen, die nicht mehr rückgängig gemacht werden können, verzögern oder verunmöglichen mitunter eine Wiederherstellung. Wenn zum Beispiel bei einem Patienten die Schilddrüse teilweise wegoperiert oder durch Bestrahlung lahmgelegt wurde, dann ist es nicht sicher, dass die Funktionen dieses Organs wieder ins Gleichgewicht kommen. Die Ernährungsumstellung bringt sonst bei Schilddrüsenstörungen erstaunlich gute Resultate. Durch schwere akute oder jahrelange chronische Entzündungen können manche Organe degenerieren und ihre Funktionstüchtigkeit dadurch mehr oder weniger einbüssen. Und wenn Magen, Leber, Nieren usw. durch Medikamente und/oder Alkohol stark geschädigt wurden, sind den Heilungsmöglichkeiten ebenfalls Grenzen gesetzt.

Ob, wieweit und in welcher Zeit eine Besserung noch möglich ist, kann man nie sagen; man muss einfach den praktischen Versuch wagen. Wir sind immer wieder überrascht, wie regenerationsfähig der Körper ist — vorausgesetzt allerdings, dass man die Kost richtig einhält.

Mitunter wird das Beharrungsvermögen freilich hart auf die Probe gestellt. So erreichen gewisse Polyarthritiker, obschon sie vorher relativ viele Medikamente eingenommen hatten, mit unserer Ernährung in wenigen Monaten oder sogar Wochen weitgehende Beschwerdefreiheit. In einem Fall aber zeigte sich bei einer Patientin während 15 Monaten nicht die geringste Besserung. Mit Unterstützung ihres Mannes hielt die Frau durch, und ganz plötzlich gingen die Schwellungen und Schmerzen zurück, und die Blutsenkung wurde sehr viel besser. Bei einigen Polyarthritis-Patientinnen wurde der Zustand während eines Ferienkurses erstaunlich viel besser, doch kaum waren sie wieder zu Hause, trat das Leiden in voller Heftigkeit wieder auf. Es kommt auch vor, dass ein Patient überhaupt nicht auf die Ernährungsumstellung anspricht, doch sind dies seltene Ausnahmen. Welches die Gründe dieses Versagens sind, ob psychische Blockaden mit im Spiel sind? Wir wissen es nicht.

Übermüdung

Beeinträchtigt werden Gesundung und Gewichtsregulation auch durch chronische Übermüdung. Um die normalen Organ-, Stoffwechsel-, Drüsenfunktionen usw. aufrechtzuerhalten, werden Kräfte benötigt. Wenn wir unsere Kräfte jedoch zu sehr für Tätigkeiten und Betriebsamkeit verausgaben, fehlen sie dem Körper für die Regeneration. Dieses Kräftedefizit schwächt den dem Körper innewohnenden Heiltrieb. Trotz Einhaltung der richtigen Ernährung wird der Patient nicht beschwerdefrei, Übergewichtige nehmen nicht ab und Untergewichtige nicht zu.

Viele Menschen sind mit einem an Selbstzerstörung grenzenden Pflichtdenken verhaftet. Was sie mit ihrem Geldbeutel nie tun würden, nämlich mehr ausgeben, als sie haben, praktizieren sie mit ihrem Kräftehaushalt. Jedes Tier schaltet tagsüber Ruhepausen ein. Viele Menschen aber wollen ihrem Ruhebedürfnis nicht nachgeben, auch wenn sie es sich einteilen könnten. Man schämt sich, am hellen Tag ein Nickerchen zu machen. Berufstätige können oft keine Ruhephasen einschalten; sie sollten sich als erstes hinlegen und ausruhen, wenn sie von der Arbeit kommen. Eine Wärmequelle (Bettflasche/Heizkissen) oder noch besser eine heisse Bauchkompresse verhilft zur raschen Entspannung und Erholung. Wer gesund werden will — und zur Gesundung gehört auch die Gewichtsregulierung — darf nicht Raubbau treiben mit seinen Kräften.

Die vegetative Dystonie

Das Bild der vegetativen Dystonie zeigt funktionelle Störungen wie Unruhe, Schlaflosigkeit, Schwindel, Kopfschmerzen, Magendruck, feuchtkalte Hände und Füsse, Herzklopfen, Atembeklemmung usw. Der Patient pendelt zwischen Erregtheit und Erschöpfung; zwischen Heisshunger und Appetitlosigkeit. Die Verdauungsfunktionen sind meist beeinträchtig. Aufstossen und/oder das Gefühl, eine Mahlzeit liege wie ein Stein im Magen, können Begleitsymptome sein. Weil keine nachweisbaren Organschädigungen feststellbar sind und die vegetative Dystonie überwiegend bei sensitiven Menschen in Erscheinung tritt, werden psychogene Hintergründe angenommen.

Manche der hier angeführten Beschwerden werden durch die Umstellung auf eine der Verdauungsleistung angepasste Ernährung wesentlich gebessert. Sensible Menschen brauchen freilich mehr Geduld als robuste und sie dürfen sich kaum Abweichungen im Kostprogramm erlauben. Wichtig ist das Vermeiden von Übermüdung; wenn man müde ist, sollte man nur wenig essen.

Die vegetative Dystonie ist vielfach mit Kreislaufschwäche verbunden. Eine leichte, nicht ermüdende Gesundheitsgymnastik wirkt anregend und kräftigend. Gewarnt sei jedoch vor Atemübungen nach Diktat, sie verursachen nachweislich Atemdisrhythmien. Demgegenüber können vegetative Atem-Lösungsprogramme oder andere nicht anstrengende Entspannungsübungen entscheidend zur Besserung des Zustandes beitragen. Sie helfen mit, aus der Dystonie heraus in die Eutonie, die Ausgeglichenheit und Gelassenheit, hineinzuwachsen.

Probleme mit der Schaub-Kost

Echte Probleme bei der Umstellung auf unser Kostsystem gibt es oft mit den Vollwertkost-Menschen und auch mit Personen, welche über lange Zeit Kleie und ähnliche Produkte (Kleie-, Leinsamenbrot usw.) konsumiert haben. Ihre Gedärme sind von der ballastreichen Nahrung so ausgeweitet und an die "Darmbürste" gewöhnt, dass beim Wechsel auf unsere ballastarme und auf Schonung der Darmschleimhaut ausgerichtete Ernährung schwerste Verstopfung auftreten kann. Dieser hartnäckigen Verstopfung ist manchmal weder mit Bitterwasser noch mit irgendwelchen nicht darmschädigenden Mitteln beizukommen, mitunter helfen nicht einmal mehr Kamilleneinläufe. Diese Situation bringt die Betroffenen selbst und auch uns, die wir raten sollten, fast zur Verzweiflung.

Wie soll man einen durch kratzende und gärende Stuhlmassen geschundenen Darm wieder in Ordnung bringen? Es braucht viel Geduld und eine sorgfältige Lebensführung, um eine einigermassen normale Ausscheidungstätigkeit zu erreichen — und es gelingt nicht immer. Dr. med. F.X. Mayr hat die Ballast- und Gärkost als Peitsche für den Darm bezeichnet. Tatsache ist, dass die Ballastkost-Leute alle einen harten und oft einen aufgetriebenen, geblähten Bauch haben. Zudem erkranken auffallend viele Körner-, Flocken-, Leinsamen- und Kleie-Esser an Darmkrebs.

Unsere Patienten werden nie beschwerdefrei, solange sie ballastreiche Speisen konsumieren. Die Beschwerden treten jedoch keineswegs immer im Bauch auf. Aber wer denkt schon an einen Zusammenhang zwischen Getreideschrot und z.B. geschwollenen Handgelenken. Das glaubt man erst, wenn man es in zahlreichen Parallelfällen oder am eigenen Leib mehrfach beobachtet hat. Einigen durch unsere Kost geheilten Patienten ging es über Jahre gut. Dann liessen sie sich durch die Ballastkostpropaganda verunsichern und änderten ihre Ernährungs-weise entprechend. Nach wenigen Monaten hatten sie ihre alten gesundheitlichen Schwierig-keiten wieder und noch neue dazu.

Die Auffassung, der Verdauungsapparat brauche Ballaststoffe, damit die Ausscheidung funktioniere, ist ein schwerer Irrtum. Ein gesunder Darm befördert seinen Inhalt durch die natürliche Peristaltik (Eigenbewegung) vorwärts. Verstopfung kann allein schon durch Über-lastung der Verdauungsorgane mit zu grossen Nahrungsmengen entstehen. Unsere Strassen sind ja manchmal auch verstopft — wegen Verkehrsüberlastung. Der Hauptgrund für die weitverbreitete Stuhlverstopfung ist jedoch die Kleisternahrung. Getreidespeisen, Gebäck, Zuckerwaren, Schokolade usw. bilden nicht nur an den Zähnen, sondern ebenso in den Ver-dauungswegen einen klebrigen Belag — und daran klebt dann auch der Darminhalt.

Wir brauchten keine Abführmittel, keine darmschädigenden Ballaststoffe und auch kein Klosettpapier, wenn wir unseren Darm nicht verkleistern würden. Ein Säugling, der nur Muttermilch bekommt, hat auch ohne Ballaststoffe eine normale Darmausscheidung. Wir empfehlen, das Kapitel über die Darmreinigung und Bittersalz-Trinkkur nochmals zu lesen. Ein schon geschädigter Darm kommt ohne zusätzliche Hilfe — zumindest im Übergang — nicht aus.

Eine weitere Schwierigkeit ergibt sich besonders bei Vegetariern und bei Personen, welche zuvor viel saure Speisen und Getränke konsumierten. Wenn oft Saures von aussen zugeführt wird, produziert der Magen weniger Magensäure. Infolge des Mangels an Magensäure werden die Nahrungseiweisse nur noch ungenügend aufgespalten. Oft äussert der Organismus diesen Zustand durch eine Abneigung gegen Eier und Fleisch, seltener gegenüber Käse. Werden diese Nahrungsmittel dann trotzdem gegessen, können sie im Magen nicht richtig verdaut werden. Sie gehen im Verdauungstrakt in Fäulnis über. Der Stuhl stinkt jeweils extrem nach faulen Eiern, und es treten oft auch Mundgeruch, Zungenbelag oder Ekzeme auf der Haut auf (Eiweiss-Allergie).

Wird der Umstellungsversuch trotz diesen Schwierigkeiten weitergeführt, dann muss die Nahrung mit grosser Sorgfalt ausgewählt und jede Übermüdung vermieden werden. Angezeigt sind Ruhepausen mit heissen Bauchkompressen vor den Mittags- und Abendmahlzeiten. Dadurch wird die Durchblutung der Verdauungsorgane und die Produktion von Verdauungssäften angeregt. Wichtig ist auch eine ausreichende Zufuhr von Kochsalz. Der Organismus benötigt zur Herstellung der Magensäure Chlorid, ein Stoff, der im Kochsalz (Natriumchlorid) enthalten ist.

Die Umstellung gelingt trotz allen Bemühungen nicht immer oder erst nach langfristiger schonender Anpassung. Die sauren Lebensmittel sollte man aber auf jeden Fall meiden – sie verursachen Zahn- und Knochenzerfall. Aufgrund des Ausspruchs von Prof. Wenger (siehe unter Silofutter S. 102) vermuten wir auch einen möglichen Zusammenhang zwischen dem reichlichen Konsum saurer Produkte und Speiseröhren-Krebs – der bei Reformern und Vegetariern relativ häufig vorkommt.

Die dritte schwierige Kategorie von Patienten ist jene, die über lange Zeit vorwiegend von konzentrierten Kohlenhydraten (Getreide/Süsswaren) gelebt hatten. Ihr Organismus verbrennt die aufgenommenen Nährstoffe sehr schnell – und so haben diese Menschen schon bald nach den Mahlzeiten wieder Hunger oder das Verlangen nach Süssigkeiten. Sie müssen oft 5- bis 6mal am Tag und manchmal auch noch in der Nacht essen, um leistungsfähig zu bleiben oder schlafen zu können. Zum grossen Problem werden diese Klienten, wenn sie bereits untergewichtig sind. Durch die Schaub-Kost ist ein weiterer Gewichtsabbau fast unvermeidbar. Dies führt bei diesen Menschen mitunter zu Angstsituationen und Schwächegefühlen, besonders wenn die Angehörigen wegen der Magerkeit noch viel Aufhebens machen.

Der Gewichtsverlust kann bei richtigem Einhalten der Ernährungs- und Verhaltensanweisungen – ebenfalls mit Ruhepausen und Bauchkompressen vor den Mahlzeiten – nach einigen Monaten wieder aufgeholt werden. Vereinzelt gibt es aber Fälle, bei denen man auf die konsequente Durchführung dieses Kostsystems verzichten muss, weil die Hungerzustände und der Kräfteverlust zu gross sind. Dadurch werden jedoch gesundheitliche Störungen und Leiden, wegen welchen diese Ernährung ja vorwiegend eingehalten wird, nur teilweise oder nur über eine viel längere Zeitspanne besser.

WEM SOLL MAN WAS GLAUBEN?

Die in diesem Buch dargelegte Ernährungsform steht in manchen Punkten im Widerspruch zu dem, was heute von Wissenschaftern, Diätberaterinnen, Gesundheits-Vereinen, Ernährungs-Ratgebern in den Massenmedien usw. als gesund empfohlen wird. Diese Gegebenheit wird manchen Leser verunsichern, umso mehr, als es Mediziner, Heilpraktiker und Reformfachleute gibt, die unser Kostsystem als gefährlich bezeichnen. *Wem* soll man *was* glauben?

Nun, wir haben die heute allgemein bekannten neuzeitlichen Ernährungsempfehlungen während 30 Jahren mit Disziplin und Konsequenz befolgt — während 12 Jahren haben wir vegetarisch gelebt. Ich habe eigenhändig das Getreide zu Schrot gemahlen und Brot gebacken. Während 25 Jahren waren wir in verschiedenen grossen Gesundheits-Vereinen aktiv tätig. So haben wir die Auswirkungen der Vollwertkost am eigenen Leib, am Gesundheitszustand unserer Kinder und an den Mitgliedern der betreffenden Organisationen beobachtet und praktisch erfahren. Wenn die Ergebnisse dieser Gesundheitsbemühungen zufriedenstellend gewesen wären, wären wir wohl nie auf die Idee gekommen, nach einer anderen Ernährungsweise zu suchen.

Ob die Schaub-Kost-Gegner die kohlenhydrat- und säurearme Ernährung ebenso exakt und über Jahre eingehalten haben, ist zu bezweifeln. Dass noch nie eine grössere Anzahl von Personen, welche unsere Ernährungs-Anweisungen seit längerer Zeit richtig befolgen, beobachtet und medizinisch überprüft worden sind, dessen sind wir sicher. Somit können die Gegner sich auch kein sachliches Urteil bilden.

Medizin im Sachzwang

Manche durch unser Kostprogramm beschwerdefrei gewordenen Rheuma-, Arthrose-, Polyarthritis-, Scheuermann- und Morbus-Bechterew-Patienten stellen oft die Frage, warum von Seiten der Medizin immer noch behauptet wird, die Ernährung habe keinen Einfluss auf den Verlauf dieser Leiden. Durch Schaub-Kost erzielte Heilerfolge sind nämlich schon vielen Ärzten und auch führenden Rheumatologen, Gelenkchirurgen und Präventivmedizinern seit Jahren bekannt. Wir sind selbst an verschiedene Chefärzte von Rheuma-Kliniken gelangt mit dem Ersuchen, den Gesundheitszustand unserer Klienten und ihre vorangegangene Krankheitsgeschichte zu überprüfen. Wir bekamen nicht nur keine Antwort auf unser Schreiben, wir wurden sogar in der Presse diffamiert.

Wer glaubt, die Medizin würde sich mit einer die Gesundheit erhaltenden und wiederherstellenden Methode befassen, täuscht sich. Unser Gesundheitswesen ist verkehrt eingefädelt. Die Ärzte werden dafür bezahlt, dass sie die Patienten *behandeln* — wenn sie sie heilen, sägen sie sich den Ast ab, auf dem sie sitzen. Im alten China bekam der Arzt jeweils sein Honorar solange, als sein Klient gesund war — wurde dieser krank, dann wurde die Zahlung an den Arzt bis zur Wiederherstellung des Patienten eingestellt. Sollten nicht auch unsere Ärzte für ihre Arbeit als Gesundheitserzieher, Betreuer und Überwacher unserer Gesundheit anständig bezahlt werden, damit sie nicht von den Kranken leben müssen?

Das Gegenteil ist heute der Fall. Wenn ein Arzt mit einfachen, natürlichen Mitteln behandelt, werden diese von den Krankenkassen meist nicht oder höchstens mit einem freiwilligen Beitrag teilweise bezahlt — verschreibt er aber ein teures Medikament oder eine kostspielige Behandlung, dann übernehmen die Versicherungen die Leistung, wenn auch mit grossem Klagen über die Kostenexplosion im Gesundheitswesen.

Eigen-Verantwortung für die Gesundheit

Die aufgezeigte Situation sollte jeden Menschen veranlassen, über seine Lebensführung nachzudenken. Was erwartet uns, wenn wir krank werden und den Weg zur Wiederherstellung nicht selber finden? In unserer Praxis bekommen wir es von jedem Ratsuchenden aufs neue zu hören. Es ist ein dornenvoller Weg von den Ärzten zu den Spezialisten, Professoren, ins Röntgeninstitut, ins Labor für die verschiedenen Untersuchungen — Medikamente, Spritzen, Bestrahlungen, Operationen — alles mit Risiken und der Gefahr von Nebenwirkungen verbunden. Wenn dann auch mehrere Kur- und Klinikaufenthalte keine zufriedenstellende Besserung bringen, versucht man es mit Akupunktur, Neural- und Frischzellentherapie, geht zu Naturheilpraktikern und Geistheilern. Und nebst alledem kauft man in Apotheken, Drogerien und Reformhäusern unzählige Mittelchen, die längst nicht immer helfen, aber mitunter auch Nebenwirkungen haben können.

Manche Leute sind der Ansicht, sie wollten lieber einige Jahre weniger leben, als auf verschiedene Lebensgenüsse zu verzichten. Nun, wie lange wir zu leben haben, das entscheiden wir sicher nicht allein. Bei welchem Gesundheitszustand wir die uns bemessene Zeit auf dieser Erde verbringen, liegt weit mehr in unserer Hand.

Man gehe einmal die Insassen in einem Chronisch-Krankenheim besuchen. Da bekommt man ein Bild, was einen allenfalls erwarten könnte, sofern uns nicht die Gnade — und unseren Angehörigen der Schrecken — eines plötzlichen Hinschieds bestimmt ist. In unserem eigenen Pflegeheim hatten wir eine Patientin, die 17 Jahre im Bett auf einer Gummi-Bettschüssel in halbsitzender Stellung zubrachte, weil sie Urin und Stuhl nicht mehr halten und sich wegen ihrer Polyarthritis auch nicht mehr bewegen konnte. Das Leiden dieser Frau war — nebst unzähligen anderen Krankenschicksalen — mit ein Anstoss, dass wir uns der Suche nach Möglichkeiten zur Verhütung der chronisch-degenerativen Erkrankungen zuwandten.

Unsere empirisch-experimentelle Forschungsarbeit war ursprünglich zur Hauptsache auf den Bereich der Rheuma-, Knochen- und Gelenkerkrankungen ausgerichtet. Weil viele Rheumapatienten daneben noch andere Beschwerden und Leiden haben und oft auch übergewichtig sind, zeigte sich die von uns konzipierte Lebensweise bei zahlreichen weiteren gesundheitlichen Schwierigkeiten ebenfalls als wirksam. Wir haben bei unserer Suche viel mehr gefunden, als wir erwartet hatten.

Es liegt in Ihrem freien Ermessen, verehrte Leser, den praktischen Versuch mit der Schaub-Kost zu unternehmen. Wenn Sie verunsichert oder leidend sind, dann lassen Sie sich von einem verständnisvollen Arzt überwachen. Die Ärzte werden durch unser Gesundheitskonzept nicht überflüssig; es kommt Ihnen aber eine andere — auch für sie erfreulichere — Aufgabe zu: die Überwachung der Gesundheit. Wenn sich viele Patienten gesundheitsbewusst verhalten würden, dann würden auch die wilden Triebe jener Mediziner beschnitten, die aus Profitsucht statt aus Berufung Arzt sind.

Verzicht auf Lebensgenuss?

Manche Menschen tun sich schwer, eine Umstellung aus dem ausgefahrenen Karrengeleise der Essgewohnheiten vorzunehmen. So ein Konfitüre-Brot zum Frühstück ist halt so gut — man nimmt es in Kauf, deswegen an Rheuma, Asthma, Ekzemen usw. zu leiden und allenfalls sogar Cortisonpräparate einnehmen zu müssen. Ich staune oft, wie manche Menschen die verrücktesten Diäten wegen der Figur einhalten — und wie wenig man bereit ist, für die Gesundheit einzusetzen.

Die Schaub-Kost ist zwar eine einfache, aber nahrhafte und schmackhafte Kost. Da ist nichts von Hunger und Sich-Kasteien dabei. Und gerade deshalb eignet sie sich auch für Linienbewusste. Eine Diät ist nur so lange wirksam, wie sie eingehalten wird. Unsere Ernährungsweise kann man problemlos über Jahrzehnte beibehalten; wir selber essen nun seit 15 Jahren so. Manche der heute propagierten Schlankheits-Diäten und auch die vegetarische Kost sind viel extremer. In unseren Ferienkursen sind die Teilnehmer immer überrascht, wie gut es sich lebt bei Schaub-Kost. Wir geniessen das Essen sehr, denn unsere Geschmacksnerven funktionieren bei dieser Ernährung viel besser. Letztendlich kommt es darauf an, wie gut wir eine Speise auf der Zunge kosten und empfinden. Und wenn man sich dabei wohl und frisch fühlt und auch gut aussieht — ist das nicht auch ein Lebensgenuss?

Gesundheit
kann man nirgends kaufen.
Jeder Mensch muss sie selber
aufbauen und erhalten. Er muss zu ihr
Sorge tragen, denn sie ist eine der
grössten Kostbarkeiten des Daseins –
die ideale Voraussetzung für ein
produktives, erfolgreiches und
glückliches Leben.

Gesunde Tiere — Gesunde Menschen

Mancher Leser wird sich fragen, was wohl Physiotherapeuten — deren Arbeitsbereich in der Gesundheitspflege und der Behandlung kranker Menschen liegt — mit der Tiergesundheit zu tun haben?

Nun, wir Therapeuten stehen eigentlich im Brennpunkt des Fragenkomplexes um Gesundheit und Krankheit. Zu uns kommen Menschen, die ihre Gesundheit erhalten möchten — und es kommen jene, die der Wiederherstellung bedürfen. Während der Behandlung erzählen und fragen die Klienten vieles, was sie gerne mit ihrem Arzt besprechen würden — aber nicht können — weil dort die Zeit und mitunter auch das Verständnis dafür fehlt.

So befasst sich der Physiotherapeut fast zwangsläufig mit der Thematik der Erhaltung und Verbesserung des Gesundheitszustandes.

Hinweise auf Krankheitsursachen

In freier Wildbahn lebende Tiere weisen trotz härtesten Witterungsbedingungen und extremer Beanspruchung ihres Bewegungsapparates bis ins Alter keine Knochen- und Gelenkveränderungen auf. Andere Erkrankungen — besonders chronisch-entzündlicher und degenerativer Art — sind äusserst selten. Die mannigfachen Krankheits- und Zerfallserscheinungen treten nur beim Menschen und bei den von Menschen gehaltenen und gefütterten Haus- und Nutztieren auf.

Damit dürften die das Krankheitsgeschehen verursachenden Faktoren schon ziemlich abgegrenzt sein. Sie müssen im Bereich der Nahrungsaufnahme und der Lebensbedingungen liegen. Aufgrund dieser Gegebenheiten begannen wir, uns mit Ernährungs- und Lebensführungsfragen zu befassen. Dabei wurde uns erst richtig klar, wie wichtig unsere Nutztiere als Nahrungsquelle für den Menschen sind.

Milchprodukte aller Art, Eier, Geflügel, Fleisch und Fisch sind aus unserem Speisezettel nicht mehr wegzudenken. Dadurch aber stellt sich unwillkürlich auch die Frage, welchen Einfluss Nahrungsmittel tierischer Herkunft auf die Gesundheit des Menschen haben, wenn der Gesundheitszustand der Tiere zu wünschen übriglässt. Wie gesund sind unsere Haus- und Nutztiere, und was tun wir für ihre Gesundheit?

Die Krankheitsanfälligkeit der Tiere

Haus- und Nutztiere weisen heute die gleichen Krankheitstendenzen auf wie der Mensch. Es sind dies:

Verstopfung — Durchfall — Blähsucht — Infektions- und Viruskrankheiten — Skelett- und Gelenkerkrankungen — Verfettung oder Magersucht — Trächtigkeitsstörungen — Gebärmutter-, Scheiden- und Euterentzündungen — Krankheiten der Atmungsorgane — Abszesse

– Geschwürbildungen. Besonders stark verbreitet sind im Tierbereich die Verwurmung und der Parasitenbefall und die damit einhergehenden Krankheitszustände. Krebserkrankungen wären ebenso häufig anzutreffen wie beim Menschen, wenn die Tiere nicht durch Schlachtung vorzeitig aus dem Leben scheiden würden.

Krankheiten führen zu Abgängen, verzögertem Wachstum, verminderter Leistung, Siechtum und dadurch auch zu wirtschaftlichen Einbussen. Mit Vitamin- und Mineralstoffpräparaten, hygienischen Massnahmen, Desinfektion, Impfungen verschiedenster Art, Arzneimitteln und durch Eliminierung ganzer krankheitsanfälliger Tierbestände versucht man dagegen anzukämpfen.

Trotz allen Bemühungen ist die Lage im veterinären Gesundheitsbereich ernst. Folgende Hinweise mögen das Ausmass der Erkrankungssituation veranschaulichen:

a) Die durchschnittliche Lebens- und Ertragsdauer unserer Milchkühe ist heute nur noch halb so lang wie vor dem "Hochleistungs-Zeitalter". Viele Tiere müssen wegen Trächtigkeitsstörungen und anderen Krankheiten vorzeitig abgetan werden.

b) In der schweizerischen Schweinehaltung schätzt man die krankheitsbedingten Verluste auf mehr als *100 Millionen Franken jährlich*, beim Rindvieh auf 120 Millionen.

c) Knochen- und Gelenkerkrankungen sind ausser bei Nutztieren bei Hunden besonders stark verbreitet. Manchem Hund sieht man geradezu an, wie schmerzvoll jeder Schritt für ihn ist. Mitunter sind schon bei dreijährigen Tieren Hüftarthrosen festzustellen. Bereits gibt es Tierärzte, *die auf künstliche Hüftgelenke bei Hunden spezialisiert sind.*

Wieviel manche Tiere leiden und Schmerzen erdulden, ist kaum ermessbar. Die stumme Kreatur kann nicht über ihre Beschwerden sprechen. Das Ausmass zahlreicher Erkrankungen wird erst bei der Schlachtung ersichtlich.

Bedrohung der Gesundheit durch Leistungtrend

Die Erkrankungsquoten der Nutztiere stehen weitgehend im direkten Zusammenhang mit den auf Höchstertrag ausgerichteten Produktionsmethoden. Die Erkrankungsgefahr ist vor allem in der Massentierhaltung sehr gross, weil durch die Vielzahl eng beieinander lebender Tiere die Möglichkeit der Ansteckung stark begünstigt wird. Da in solchen Tierbeständen auch die finanziellen Risiken beträchtlich sind, wird bei der Anwendung von Antibiotica und Medikamenten nicht gerade Zurückhaltung geübt — vielfach werden diese besonders in der Geflügel- und Masttierhaltung und auch in der Fischmast als normale Beimischung zum Futter zur Vorbeugung verabreicht.

Das Fütterungskonzept ist auf Höchst-Gewichtzunahme, -Eierproduktion und -Milchleistung ausgerichtet. Dieser Leistungsstress macht sich auch im Gesundheitszustand bemerkbar.

● Masttiere erreichen ihr Sollgewicht in der halben Zeit gegenüber Tieren aus Extensivbetrieben. Intensiv-Masttiere sind oft blutarm — ihr Fleisch ist weich und wässerig. Die Metzger beklagen sich, es sei von schlechter Konsistenz und bezeichnen es als "lumpig". In der Pfanne fällt dieses Fleisch stark zusammen.

- Die Eier sind dünnschalig, oft weisen die Schalen Risse auf. Bei den Legehennen treten schmerzhafte Erkrankungen des Legeapparates auf, wie Eierstockentzündungen, Eileitervorfall, Legenot usw.

- Unsere Kühe geben heute doppelt soviel Milch wie vor einem halben Jahrhundert. Manchmal haben Sie Euter wie Badewannen. Häufig entstehen Entzündungen in diesem Bereich. Dann wird ein Antibioticum direkt ins Euter gespritzt. Die antibioticahaltige Milch darf nicht für den Frischkonsum oder die Joghurt-, Quark- und Käseherstellung verwendet werden — sie wird aber den Kälbern und Schweinen verfüttert.

- Mancher Gastwirt erleidet Verluste, weil ein Teil der aus Fischmast-Anstalten bezogenen Forellen in seinem Fischtrog nach einigen Tagen eingeht. Die Fische werden in der Intensivmast sehr krankheitsanfällig. Um sie am Leben zu erhalten, verabreicht man Antibiotica usw. Wenn die Fische die Medikamente nicht mehr bekommen, bildet sich auf ihrer Haut ein pilzartiger Belag. Kiemen und Flossen sind am meisten befallen, sie beginnen am lebenden Tier zu faulen und die Forellen verenden nach kurzer Zeit. Kauft der Konsument die Forellen getötet, geht er ebenfalls das Risiko ein, mit Medikamenten aufgezogene Fische zu bekommen.

Der Konsument trägt Mit-Verantwortung

Lebensqualität ist heute ein Begriff. Unbestrittene Forderungen für den Menschen und die Erhaltung seiner Gesundheit sind:

körperliches und geistiges Wohlbefinden — Bewegungsfreiheit — Gymnastik — Sport — Luft — Sonne und vollwertiges, gutes Essen.

Kaum jemand aber macht sich Gedanken darüber, unter welchen Bedingungen sein Frühstücks-Ei, das saftige Kotelett, die reiche Butter- und Käseauswahl produziert worden sind.

Freilich hört und liest man von Tierfabriken und Käfighaltung und sieht manchmal auch Bilder davon. Dann ist man vielleicht empört und schimpft auf die gewinnsüchtigen Produzenten. Doch dabei bleibt es — denn was kann der Konsument schon dafür?

Und doch sind wir — die Verbraucher — zu einem beträchtlichen Anteil für das Aufkommen der Massentierhaltung mitverantwortlich, denn wir lamentieren doch über jede Preiserhöhung der betreffenden Produkte.

Das Beispiel "Schwein"
Der Bauer erhielt:

1948 für Schlachtschweine	Fr. 3.86 pro Kilo Lebendgewicht
1977 trotz Inflation und Teuerung	Fr. 3.96 pro Kilo Lebendgewicht

Das sind ganze 10 Rappen mehr pro Kilo. Bei den Eierpreisen ist die Sachlage genauso. Damit zwingen wir die Produzenten zur Intensiv-Tierhaltung. Das Einkommen der Konsumbevölkerung ist in diesen dreissig Jahren um das Vier- bis Siebenfache angestiegen.

Aus Gründen der Kosten/Nutzen- und Arbeitsaufwandrechnung bekommen viele Nutztiere artfremdes Futter und leben in engen Gehegen zusammengepfercht, jeder Bewegungsfreiheit beraubt, ohne Fluchtmöglichkeit vor aggressiven Artgenossen, auf Füsse und Klauen schädigenden Drahtgittern oder Spaltenböden und manchmal auch auf blankem Aluminium, ohne Stroh, ohne Tageslicht und ohne Sonne, oft im Dunkeln und mit Klimaanlagen. Wie gesund die Tiere unter diesen Lebensbedingungen bleiben, kann man sich ausmalen, wenn man ihre Lebensqualität mit derjenigen des Menschen vergleicht.

Folgen für die Verbraucher?

Wenn die Leistungen eines Tieres zu sehr absinken oder trotz der Anwendung von Sulfonamiden, Antiparasitica, Cortisonen, Oestrogenen, Penicillin, Auromycin, Streptomycin usw. bedrohliche und ansteckende Erkrankungen auftreten, dann heisst es — ab ins Schlachthaus damit. Dort entscheidet dann der Fleischschauer, ob und was von dem Fleisch für die menschliche Ernährung noch tolerierbar ist.

In den grossen Schlachthäusern sind die Fleischschauer Tierärzte, auf dem Land übernehmen des öftern speziell dafür ausgebildete Laien diese Funktion. So oder so richtet sich bei der Fleischschau das Augenmerk hauptsächlich auf das Feststellen von Krankheiten, allenfalls erkrankte Organe oder Parasiten, wie z.B. Entzündungsherde, Abszesse, Leberegel, Lungenwürmer, Trichinen usw. Eine Feststellung von Hormon-, Arzneimittel-, Schädlingsbekämpfungs- und Pflanzenschutzmittelrückständen ist nur über genaue Laboruntersuchungen möglich, und solche werden nur stichprobenweise vorgenommen.

Für den Verbraucher stellen sich die Fragen:

1. Wie gesund sind Nahrungsmittel von überzüchteten und krankheitsanfälligen Tieren?

2. Besteht die Gefahr einer indirekten Medikation des Menschen durch Arzneimittelverabreichung an Nutztiere?

Eindeutige Beweise dafür gibt es (noch) nicht, und es dürfte recht schwierig sein, bei den heutigen vielfältigen Umweltbelastungen und den zahlreichen freiwilligen "Sünden" des Menschen wider seine Gesundheit, einen exakten Nachweis von gesundheitsschädigenden Auswirkungen durch die obgenannten Faktoren zu erbringen. Viele dieser Stoffe stehen ja auch für die Behandlung von Unpässlichkeiten und Krankheiten beim Menschen im Gebrauch, und manche sind in anderen Nahrungsmitteln ebenfalls enthalten — beim Säugling sogar in der Muttermilch.

Unter den Konsumenten wächst die Beunruhigung über die Situation bei den tierischen Nahrungsmitteln. Manche entschliessen sich, deswegen kein Fleisch mehr zu essen. Damit ist man der Problematik jedoch nicht enthoben, denn Milchprodukte und Eier werden meist weiterhin konsumiert — und in diesen können ebenfalls Rückstände enthalten sein. Ganz abgesehen davon, muss jede Kuh regelmässig Kälber gebären, damit sie wieder Milch geben kann. Wenn aber alle Kälber am Leben bleiben würden, dann hätten wir Menschen bald keinen Platz mehr auf der Erde.

Krankheitsursachen vermeiden — aber wie?

Nicht nur auf der Konsumentenseite, auch bei den Produzenten weiss man, dass die derzeitige Situation bedenklich ist. Die landwirtschaftliche Zeitschrift "Die Grüne" schreibt im April 1979:

"Fachleute haben schon lange eingesehen, dass der medikamentöse Weg eine Notlösung darstellt und in eine Sackgasse führt!"

Um den Gesundheitszustand von Haus- und Nutztieren grundlegend zu verbessern und die Krankheitsanfälligkeit auf ein Minimum zu beschränken, muss von der Ursachenseite her vorgegangen werden. Dieser Auffassung ist man heute auch in Fachkreisen, nachdem trotz der Anwendung von Medikamenten die Ausbreitung von Krankheiten nicht hat verhindert werden können. Über die effektiven Ursachen und die Art des Vorgehens existieren jedoch verschiedene Meinungen.

Die Veterinärmedizin sieht den Gefahrenherd vor allem in der Ein- und Verschleppung von Krankheitserregern — sie betrachtet Bakterien, Viren und Parasiten als Hauptverursacher zahlreicher und besonders der seuchenartigen Erkrankungen. Aus diesem Grund ist z.B. in der Schweiz der "Schweine-Gesundheitsdienst" aufgebaut und die Methode der Hysterektomie entwickelt worden.

Die Hysterektomie steht von Seiten des Tierschutzes im Schussfeld heftigster Kritik wegen Tierquälerei. Bei diesem Verfahren werden die Ferkel operativ der Gebärmutter entnommen und das Mutterschwein unmittelbar danach geschlachtet. Die Jungtiere leben eine Zeitlang in steriler Umgebung und kommen dann in die dem Gesundheitsdienst angeschlossenen Ställe, die strengen hygienischen Vorschriften unterstehen. Dadurch sollen krankheitserregende Keime von den Tieren ferngehalten werden. Dieses Vorgehen ist bezeichnend für die Denkweise in der Medizin.

Obiger Denkweise diametral gegenüber stehen die Ansichten jener Leute, die dem biologischen Landbau und dem Gedanken "Zurück zur Natur" zugeneigt sind. Sie wollen durch einfache und naturgemässe Haltung ohne chemische Hilfsmittel die Tiere gesund erhalten.

Ohne Zweifel sind Tiere, die genügend Raum, Bewegung und Aufenthalt im Freien haben, resistenter gegen Krankheiten als ihre Artgenossen im Käfig oder Container. Alle Probleme werden jedoch durch diese Haltungsmethoden nicht aus der Welt geschafft. Wie aus den folgenden Kapiteln hervorgeht, gibt es auch in der Bio-Landwirtschaft zwischen den Ideal-Vorstellungen und den praktischen Gegebenheiten grosse Unterschiede.

KAG = Konsumenten-Arbeitsgruppe

Damit die Idee der tiergerechten Nutztierhaltung Verbreitung findet und zwischen interessierten Bauern und Konsumenten Verbindungen entstehen können, ist schon 1972 die "KAG" = "Konsumenten-Arbeitsgruppe zur Förderung tiergerechter Nutzung von Haustieren in der Schweiz" gegründet worden. Die Initiative ging von der Zürcher Hausfrau Lea Hürlimann aus, nachdem diese bei einem Kalbsplätzli Eiterpfropfen und in einem Stück Kalbslunge einen Abszess vorgefunden hatte.

Die KAG setzt sich besonders für die Freiland- und Weidehaltung, für eine saubere Deklaration von Freiland-Eiern, für die Information der Landwirte über tiergerechte und ökologische Bewirtschaftungsmethoden usw. ein. Weitere Auskünfte über diese Organisation, ihre Aktivitäten und Ziele und auch Grundsätzliches und Wesentliches zur alternativen Tierhaltung sind in der Broschüre "Sie müssen ja nicht lange leben!" enthalten.

Die Broschüre ist beim *KAG-Sekretariat, Postfach, 9001 St. Gallen,* erhältlich. Ebenfalls erhältlich sind dort Adresslisten von Freiland-Hühnerhaltern und von Verkaufsstellen von Freiland-Eiern, sowie von Betrieben mit biologischer Wirtschaftsweise für Obst, Gemüse und Fleisch.

Bei den heutigen Sachzwängen ist der Einzelne machtlos, nur im Zusammenschluss Gleichgesinnter können so grosse Probleme wie das hier behandelte erfolgreich angegangen werden. Wer als Produzent oder Verkaufsgeschäft in die Adress-Liste aufgenommen werden möchte, kann sich an die KAG wenden.

Ferkelgrippe, Rachitis und kranke Leber in Bio-Betrieben

Weil es Krankheitsherde im Fleisch waren, die Frau Hürlimann zur Gründung der KAG veranlasst hatten, beabsichtigte diese Organisation ursprünglich, raschmöglichst Bezugsquellen für Fleisch von gesunden Tieren zu organisieren. Eine Grossmetzgerei war bereit, Rinder und Schweine aus Bio-Betrieben separat zu schlachten, das Fleisch aufgeschnitten einzufrieren und in isolierter Verpackung zu versenden. Damit der Konsument sicher sein durfte, dass nur gesunde und unter guten Bedingungen aufgezogene Tiere dafür ausgewählt wurden, besichtigte man einige Betriebe.

Die Ergebnisse dieser Besichtigungen waren nicht in allen Teilen ermutigend. Neben vorbildlich geführten Betrieben gab es einen Stall, in dem die Schweine keinen Auslauf, kaum Tageslicht und Frischluft nur durch den Ventilator hatten. Einige Jungtiere husteten, zwei davon bewegten sich nur auf den Vorderfüssen vorwärts und schleppten ihren Hinterteil auf dem Boden nach — was auf Rachitis (Knochenerweichung) schliessen lässt. Auf einem anderen Hof funktionierte die Lüftung überhaupt nicht, das Schwitzwasser lief an den Wänden hinunter. An einem weiteren Ort waren die Tiere in einer alten Scheune untergebracht, die Unterkunft kalt und feucht.

Lange nicht für alle Tiere war die Möglichkeit vorhanden, sich zeitweise im Freien oder gar auf der Weide aufzuhalten. Verschiedentlich zeigten sich Anzeichen von Ferkelgrippe — mitunter waren die Ställe auch überbestückt, das heisst, zu viele Tiere im Raum.

Solche Situationen sind natürlich höchst unbefriedigend. Offenbar glauben manche Betriebsinhaber, es genüge, wenn die Tiere hofeigenes oder auch zugekauftes biologisches Futter und keine Medikamente bekommen. *Es geht aber nicht an, dass den übrigen für die Erhaltung der Gesundheit erforderlichen Lebensbedingungen zu wenig Beachtung geschenkt und bestehende Krankheiten einfach nicht behandelt werden.*

Bei den Rindern waren die Haltungsbedingungen besser, und so wurde der Versand von Rindfleisch aufgenommen. Da aus arbeitstechnischen Gründen in der betreffenden Metzgerei die Leber der geschlachteten Tiere nicht mit dem übrigen Fleisch für den Versand bereitgestellt werden konnte, übernahm ich dieselben und gab sie an interessierte Konsumenten weiter (ich war bei der Gründung der KAG mit dabei). Von der Metzgerei bekam ich alle Schlachtscheine zugestellt und musste feststellen, dass die Leber von einigen Tieren vom Fleischschauer nicht für den Konsum freigegeben worden war — wonach auf Erkrankungen in diesem Organ geschlossen werden muss. Warum solches auch in Bio-Betrieben vorkommen kann, wird später besprochen.

Die Vorkommnisse veranlassten die KAG, den angelaufenen Fleischversand abzubrechen. Heute nimmt die KAG die Produzenten, deren Adressen an Konsumenten weitergegeben werden, unter Vertrag. Darin verpflichtet sich der Bauer, die Tiere in einem sauberen Stall mit Einstreu zu halten, wenn immer möglich auf die Weide zu lassen, sie mit möglichst wenig Kraftfutter und ohne dem Futter beigemengte Antibiotica zu ernähren und sie freundlich zu behandeln.

BEOBACHTUNGEN AN TIEREN ALS WEGWEISER

Zuerst waren es Beobachtungen an Tieren, die Hinweise auf mögliche Krankheitsursachen beim Menschen ergaben — dann zeigten uns die Beobachtungen beim Menschen, warum Haus- und Nutztiere erkranken.

Als Physiotherapeut wird man täglich mit chronisch-degenerativen Erkrankungen im Skelettsystem konfrontiert. Manche dieser Veränderungen werden von der Medizin als normale altersbedingte Abnützungserscheinungen bezeichnet. Bei Knochen und Gelenken von frei lebenden Tieren ist ein solcher Zerfall aber nicht feststellbar.

Vor ca. zwanzig Jahren photographierte mein Mann im zoologischen Museum die vollständig intakten Skelette von alten Steinböcken, Schlangen, Straussen usw. Dabei erkundigte er sich beim Präparator, ob bei Tieren auch Knochenveränderungen vorkommen. Die Antwort lautete: Ja, bei Haustieren, besonders beim Schwein.

Diese Auskunft gab uns den Anstoss, dem Phänomen nachzugehen. In mir tauchten Erinnerungen auf, die Akzente setzten. In dem Tessiner Bergdorf, wo ich meine Jugend verbrachte, gab es an die dreihundert Ziegen. Wir besassen etwa vierzig Stück, die ich über einige Jahre selber betreute. Den Sommer über weideten die Tiere der ganzen Gemeinde mit den unsrigen im Gebüsch um unsere kleine Alp.

Krankheiten und Trächtigkeitsstörungen gab es keine, auch nicht bei Kühen und Schafen. Die Adresse des Tierarztes kannte man kaum, weil er nie benötigt wurde. Zwei Ziegen im Dorf aber konnten nicht mit auf die Weide, sie hatten geschwollene Gelenke und arthritische Veränderungen. Die Tiere gehörten einer alten Frau, die ihnen täglich Brot und Schokolade fütterte.

Meine Eltern hatten während mehr als dreissig Jahren auch einige Kühe. Gesundheitliche Probleme, krankheitsbedingte Abgänge oder gar Notschlachtungen und auch die Maul- und Klauenseuche waren bei uns und in der ganzen Region unbekannt. Die Tiere wurden nie geimpft. Zugekauftes Futter, Kunstdünger, Spritz- und Desinfektionsmittel oder gar Medikamente wurden nie verwendet. Als meine Eltern 80 Jahre alt waren, hatten sie noch eine einzige Kuh für die Selbstversorgung (sie machten auch selbst Käse). Eines Tages telefonierte mir meine Mutter und klagte, die "Bruna" (so hiess die Kuh) habe eine Euterentzündung. Meine erste Frage war, ob in der Fütterung etwas geändert worden sei. Da kam heraus, dass ein Feriengast, der in einem Warenhaus den Restaurationsbetrieb leitete, ihnen seit einiger Zeit regelmässig altes Brot habe zukommen lassen und dieses sei der Kuh verfüttert worden.

Fachleute würden hier vermutlich einwenden, das Brot sei verschimmelt oder sonstwie mit Krankheitskeimen kontaminiert gewesen. Wir haben aber bei unseren Beobachtungen festgestellt, dass auch einwandfreie und vollwertige Getreidenahrung bei Tieren zu ähnlichen Erkrankungssituationen führten wie beim Menschen. Nachfolgend sei einiges von diesem Beobachtungsmaterial aufgezeichnet.

Pferd und Pony

Eine Pferdebesitzerin kam zur Beratung. Sie wollte nicht glauben, dass Getreide kein zuträgliches Nahrungsmittel sei. Da verwies ich auf die Tatsache, dass Pferde sehr empfindliche Tiere seien, weil sie eben Hafer bekommen. Die Frau bestätigte, dass sie die Pferde nach jedem Ausritt sofort trocken reiben und in den Stall bringen müsse, sonst würden sie krank. Sie habe aber noch ein Pony, und dieses schwitze viel weniger und sei gar nicht krankheitsanfällig. Das Pony bekommt nie Hafer, sondern nur Gras und Heu. Man mag hier entgegenhalten, Ponys seien von Natur aus widerstandsfähiger. Ein anderes Gespräch aber zeigte uns, dass doch ein Zusammenhang mit der Fütterung besteht.

Ein Herr erzählte uns, sein Vater habe eine Fuhrhalterei gehabt. Weil die Familie 10 Kinder hatte, fehlte das Geld zum Haferkaufen für die Pferde. Diese Pferde seien aber nie dämpfig gewesen, und der sogenannte Kreuzschlag (Hexenschuss) und auch Gelenkentzündungen seien nie vorgekommen. Diese gesundheitlichen Störungen treten sonst bei Pferden häufig auf. Freilich mag die Unsitte, den Pferden Zucker zu geben, da noch mit eine Rolle spielen.

Der Igel verliert Stacheln – das Kaninchen ist böse

Bei einem Besuch wurden mir die Hausgenossen, ein Igel und ein Kaninchen, vorgestellt. Neben dem Igelgehege stand ein Fläschchen mit einem Vitaminpräparat. Die Besitzerin erwähnte, sie gebe Vitamine, weil der Igel Stacheln verliere. Ich schaute in den Futternapf und sah dort ein Stück Polenta (gekochter Mais). Darauf gab ich den Rat, dem Igel keine Getreidenahrung, statt dessen Fleisch und Eier zu füttern, bis er wieder im Freien auf die Futtersuche gehen könne. Vor dem Kaninchen wurde ich gewarnt; es beisse und kratze und sei sehr nervös und schreckhaft. Im Trog lagen Getreidekörner. Geben Sie dem Tier Heu, Rüben und Kartoffeln, aber niemals Körner, war meine Empfehlung. Nach drei Wochen berichtete mir die Frau, der Igel verliere keine Stacheln mehr und das Kaninchen sei ganz zahm geworden. Seither habe ich diese Begebenheit in unseren Kursen oft erzählt und schon von verschiedenen Seiten zu hören bekommen, dass bei Haustieren die verschiedensten gesundheitlichen Schwierigkeiten verschwunden und die Tiere ruhiger geworden seien, seit sie kein Getreide mehr gefüttert bekommen.

Ente hat Arthrose

Die Igel- und Kaninchenhalterin rief mich Jahre später wieder an und erzählte, sie habe aus einem Tierheim zwei Enten bekommen, die eine davon hinke beim Gehen. Das Tier habe aber keine Verletzung, der Tierheimbesitzer habe gesagt, sie hinke schon lange. Ich sprach die Vermutung aus, dass im Tierheim altes Brot gefüttert worden sei, und die Frau bestätigte mir, dass sie ebenfalls Brotabfälle gebe. Da erklärte ich der Besitzerin, die Ente habe mit grösster Wahrscheinlichkeit eine Arthrose oder Gelenkentzündung oder auch beides, sie solle nur noch Kartoffeln sowie saubere und frische Gemüseabfälle geben und die Tiere daneben auf der vorhandenen Wiese selbst noch Futter suchen lassen. Nach zwei Wochen hinkte die Ente nicht mehr. Nach weiteren Wochen berichtete die Frau, die Haltung beider Enten sei viel aufrechter geworden und die Gangart sei nicht mehr so schwerfällig. Freilich sind die Tiere auch gewichtsmässig leichter geworden, was, wenn sie für den Verkauf gehalten werden, ein finanzieller Nachteil ist.

Hunde mit Übergewicht, Ekzem und Ohrenentzündung

Auf einem Spaziergang ging ich eine Weile neben einer Frau, die ihren Hund ausführte. Der Hund war schön schlank und hatte ein ausnehmend schönes Fell. Ich sagte dies der Frau, und darauf erzählte sie mir, der Hund habe jahrelang ein Ekzem gehabt. Nach verschiedenen erfolglosen Behandlungen habe sie sich im Tierspital erkundigt und dort die Auskunft erhalten, sie solle keine Hundeflocken mehr füttern. Nun bekomme der Hund nur noch Fleisch und Knochen — das Ekzem sei nach kurzer Zeit verschwunden und der Hund sei schlank geworden.

Wenig später besuchten uns Freunde aus Deutschland mit ihrem Dackel. Dieser hatte ein struppiges Fell, kratzte sich dauernd und war auch zu dick. Ich erzählte das oben beschriebene Vorkommnis, worauf die Frau sagte, sie gebe dem Hund oft Haferflocken. Er würde zwar gerne Kartoffeln fressen, aber man habe ihr gesagt, Hunde könnten die Kartoffeln nicht verdauen. Zu Hause wagte unsere Freundin dann doch den praktischen Versuch mit Fleisch und Kartoffeln. Als ich einige Monate später das Ehepaar aufsuchte, hatte der Dackel ein herrlich glänzendes Fell, kratzte sich nicht mehr, und auch sein Übergewicht war verschwunden.

Inzwischen haben wir noch weitere Hunde und Katzen beobachtet, die durch die Umstellung auf Futter ohne Getreide und Süssigkeiten nicht nur Hauterkrankungen und Übergewicht verloren, sondern auch Augen- und Ohrenentzündungen, unter denen die Tiere zuvor häufig litten, sind nicht mehr aufgetreten. Aufgrund unserer sehr umfangreichen Beobachtungen halten wir es für möglich, dass auf diese Weise viele Entzündungen sowie Zahnbett-, Knochen-, Gelenk- und Wirbelerkrankungen (Hüftarthrosen, Dackellähmung usw.) verhütet oder gebessert werden könnten.

Nun wird mancher Tierbesitzer sich die Frage stellen, was von dem heutzutage gebräuchlichen Fertigfutter aus Kartons und Dosen zu halten sei. Ich kann nur sagen, wenn Getreide drin ist, dann sind sie zu meiden; kennt man die Zusammensetzung nicht, dann sollte man sich beim Hersteller deswegen erkundigen. Auf alle Fälle muss man den Gesundheitszustand der Tiere beobachten, und wenn Störungen auftreten, ist als erste Massnahme das Futter zu wechseln. Wir sind der Meinung, dass natürliche Nahrung den industriell hergestellten Produkten auf jeden Fall vorzuziehen ist.

"Vom Brot bekommt man Würmer"

An diesen Ausspruch muss ich heute oft denken — gehört habe ich ihn als kleines Mädchen. Vor 50 Jahren war er in der Bevölkerung allgemein bekannt. Wenn Menschen Würmer haben, spricht man zwar jeweils nur mit vorgehaltener Hand davon, aber wir hatten in unserer Familie immer wieder mit diesem Problem zu tun, solange wir viel Getreide konsumierten. Seit die Getreidefütterung bei den Haus- und Nutztieren überhand genommen hat, muss man sehr gegen Verwurmung und Parasitenbefall kämpfen.

Vor einiger Zeit erzählte uns eine ehemalige Patientin, sie sei mehrere Monate auf einem auf Milchschafhaltung ausgerichteten Bauernhof gewesen, um das Färben und Spinnen von Naturwolle zu erlernen. Es beschäftigte die Frau sehr, dass auch auf diesem biologisch geführten Betrieb mit den Schafen zweimal im Jahr eine Entwurmungskur durchgeführt werden muss, denn die Entwurmungsmedikamente sind keineswegs harmlos. Ich sagte ihr, dass die Tiere bestimmt Gerste gefüttert bekommen, was sie dann auch bejahte.

Schafe können durch Getreidefutter Nierensteine bekommen, und auch das Massensterben von Lämmern wird oft auf die Fütterung von Getreide zurückgeführt. Durch Verabreichung von stärkehaltigen Futtermitteln entsteht eine Pansenübersäuerung. Ein Schaf, das nur an Gras und Heu gewöhnt ist, kann man durch eine plötzliche Kraftfuttergabe von 300 g töten (Landwirtschaftliche Zeitschrift "Die Grüne" 25.6.1976). Diese Gegebenheiten sollten auch Wildpfleger und Jäger zur Kenntnis nehmen, nachdem seit einigen Jahren für die Notfütterung des Wildes im Winter ebenfalls Getreide eingesetzt wird. Wer sich eingehender mit der Thematik befassen will, dem sei die Lektüre des Buches "Leben ohne Brot" empfohlen (siehe Literaturverzeichnis auf Seite 115).

In diesem Zusammenhang muss ich zu dem Bericht aus meiner Jugendzeit eine Ergänzung anbringen. Wir hatten keine kranken Tiere ausser den Kaninchen, und diese bekamen Kleie und altes Brot zu fressen (nur Ruchbrot während des Krieges). Immer wieder erkrankten einzelne Tiere an schweren Darmkoliken und starben unter grauenvollen Schmerzen daran. Ich bin halbe Nächte mit den Tieren auf dem Schoss da gesessen und habe versucht, sie mit Kamillentee zu retten.

Nun wird hier die Frage auftauchen, wie dies denn mit den Hühnern sei, die vorwiegend Getreide bekommen, Das Huhn gehört heute zu den krankheitsanfälligsten Nutztieren, und es werden auch entsprechend Medikamente verabreicht. Ich weiss aber, dass wir zur Zeit noch nicht auf das Getreidefutter bei Hühnern verzichten können, weil sonst die Legeleistung beträchtlich zurückginge. Das Federvieh sollte jedoch freien Auslauf haben, damit es zusätzlich Gras, Würmer, Käfer usw. fressen könnte. Meines Erachtens sollte man versuchen, ein anderes Hühnerfutter zu finden, vielleicht auf der Basis von Leguminosen.

Was in diesen Ausführungen über Hühner und Enten gesagt wurde, betrifft alle Geflügelarten (Vögel, Wasservögel, Schwäne und Gänse). Das müssen sich die Tierfreunde merken; sie machen die Tiere krank, wenn sie Brot und Gebäck füttern. Am Gehege einer Pflegestation freilebender Vögel fanden wir vor Jahren eine Tafel mit der Aufschrift: *"Zucker und Brot — sind unser Tod"*.

Silofutter ist saures Futter

In der Milch- und Mastviehhaltung nimmt heute neben dem Getreide das Silofutter einen gewichtigen Platz ein. Silage ist eingesäuertes Gras oder Mais. Um den Säuerungsprozess zu fördern, werden dem Silogut meist noch Zucker, Getreideschrot und chemische Zusätze beigefügt.

Milch von mit Silofutter gefütterten Kühen kann aber, besonders bei Kleinkindern und empfindlichen Personen, Durchfall verursachen. Seit Jahren konstatieren wir jeweils im November eine fast epidemieartige, mit Durchfall und Erbrechen einhergehende Darm-grippe. Ein Zusammenhang mit dem Übergang von Grünfutter auf Silofütterung halten wir für nicht ausgeschlossen. Auch bei der Käseherstellung aus Silomilch ergeben sich Probleme. Silomilch enthält die schädlichen Buttersäurebazillen, und diese verursachen eine Blähung im fertigen Käse. Das gesäuerte Futter verursacht aber offenbar bei den Tieren selbst eben-falls gesundheitliche Schwierigkeiten wie die saure Nahrung beim Menschen. Hinweise dazu bekamen wir aus folgenden Begebenheiten:

Vor mehreren Jahren kam ein Landwirt wegen seiner Hüftarthrose zur Beratung. Als wir ihm erklärten, dass saure Speisen und Getränke einen Kalkmangel im Körper verursachen, sagte er plötzlich, sein Tierarzt habe im dasselbe gesagt. Dieser habe verordnet, den Kühen wäh-rend der Silofütterungszeit stets ein Kalkpräparat zu verabreichen mit der Begründung, es entstehe sonst ein Kalkmangel, und dies könne zu Entzündungen vor allem in Gebärmutter und Scheide führen. Durch solche Erkrankungen werden die Tiere nicht mehr trächtig.

Wir hätten diese Aussage gerne schriftlich gehabt und wandten uns deswegen an den betref-fenden Tierarzt, bekamen aber nur eine ausweichende Antwort. Einige Jahre später besuchte einer unserer Söhne die Landwirtschaftliche Schule in jenem Bezirk und hatte denselben Tierarzt als Lehrer. Eines Abends telefonierte unser angehender Landwirt und erzählte, ihr Tierarzt hätte ihnen im Unterricht das gleiche erklärt in bezug auf Silofutter, was wir wegen den sauren Lebensmitteln sagen.

Wir haben schon oft beobachtet, dass kompetente Persönlichkeiten es nicht wagen, öffent-lich zu ihrer Meinung zu stehen, wenn diese Meinung nicht mit dem konform geht, was offiziell als richtig gilt. Offenbar gibt es interessierte Kreise, die unbedingt verhindern wollen, dass die Schädlichkeit der organischen Säuren in den Nahrungsmitteln bekannt wird. Folgendes Vorkommnis mag dies aufzeigen: An einem zweitägigen Symposium über Diätetik erwähnte Prof. Wenger aus Wien, wenn Speisen unter pH 4 — also erheblich sauer — öfters konsumiert werden, könne dies eine Entzündung der Schleimhaut in der Speiseröhre verur-sachen. Weil diese Aussage für uns als Beweismaterial wichtig ist, bestellte ich die schriftliche Zusammenfassung aller Referate und bezahlte 98 Franken für das Buch. Doch der betref-fende Satz fehlte im niedergeschriebenen Referat. Ich habe an dem Symposium teilge-nommen und die Aussage selbst gehört.

ZUSAMMENFASSUNG

Dass Getreide- und Silofutter so weitreichende Auswirkungen auf den Gesundheitszustand der Tiere haben könnten, ist bis anhin kaum bekannt. Sie werden deshalb auch in Bio-Betrieben verfüttert, wenn auch — zumindest beim Milchvieh — in kleineren Mengen als bei der Intensiv-Tierhaltung. Bei der Rindermast wird freilich nebst Getreide vielfach Maissilo gegeben. Wir halten es für möglich, dass der Grund für die vom Fleischschauer konfiszierten Lebern beim vorgängig beschriebenen Fleischversand auf solche Fütterungsmethoden zurückzuführen wären. Abgeklärt wurde dies damals nicht, weil wir die Zusammenhänge auch noch nicht so klar erkannten.

Die Mastschweine bekommen fast ausschliesslich Getreidefutter, und darum können auch in Mastställen mit biologischer Fütterung Ferkelgrippe, Knochenerweichung und andere Erkrankungen recht häufig vorkommen. Das Futter von Zuchtsauen, welche über einige Jahre leben und für die Fortpflanzung gesund bleiben müssen, besteht hauptsächlich aus Gras (im Winter Graswürfel), Kartoffeln und allenfalls noch Rüben.

Weit verbreitet ist die Auffassung, Schweinefleisch sei ungesund. Nun, jedes Tierprodukt (auch Eier, Milch, Käse usw.) ist so gesund oder ungesund wie das Tier, von dem es stammt. Und der Gesundheitszustand eines Tieres hängt davon ab, wie es gefüttert und gehalten wird. Krankheiten regnet es nicht aus heiterem Himmel. Auch beim Tier gilt: "Sein Verdauungsapparat ist das Wurzelsystem des Leibes — der Inhalt des Verdauungstraktes ist der Nährboden."

Das Thema "Tiergesundheit" ist für uns ebenso wichtig wie unsere eigene Gesundheit. Ohne Tiere können wir Menschen nicht leben, auch Vegetarier nicht. Unser Verdauungsapparat ist nicht in der Lage, alle für unseren Organismus erforderlichen Nährstoffe aus Pflanzen aufzubauen. Doch wie steht es um die Gesundheit unserer Tiere? Der Konsument ist in den letzten Jahren durch Antibiotica-, Hormon- und Perchloräthylen-Eierskandale aufgeschreckt worden. Doch diese Skandale sind nur die Spitze des Eisbergs.

In der Schweiz waren 1980 rund 2000 pharmazeutische Veterinärspezialitäten im Handel. Die Rückstände von Medikamenten werden zum Teil in den Innereien (Leber, Nieren usw.) sowie im Fett- und Bindegewebe des Tierkörpers eingelagert. Ein Teil der Chemikalien geht in die von den Tieren produzierten Produkte über (Eier, Milch, Käse usw.). In beiden Fällen landen sie in des Menschen Magen. Ein weiterer Teil wird über Urin und Kot ausgeschieden und wandert im Dünger auf Wiesen und Äcker. Wieweit diese Wirkstoffe dort von den Bodenlebewesen abgebaut werden oder allenfalls die Bodenbakterien zerstören, ist schwer auszumachen.

Gewisse Hinweise über mögliche Auswirkungen ergeben sich neuerdings durch den Betrieb von Biogas-Anlagen auf Bauernhöfen. Wenn zuviele Antibiotica in der Jauche enthalten sind, wird die Mikrobentätigkeit stark beeinträchtigt. Dadurch kann die normale Gärung, durch welche das Biogas produziert werden sollte, nicht mehr richtig stattfinden. Antibiotica töten Kleinlebewesen; Anti = gegen — Bio = Leben, dass heisst auf deutsch "Gegen das Leben gerichtet". Ähnliche Auswirkungen haben Desinfektionsmittel sowie Schädlings- und Parasitenbekämpfungsmittel (also auch Entwurmungsmedikamente).

Mit den vielen chemischen und auch mechanischen Manipulationen in unserer Landwirtschaft vernichten wir zusehends die für das Wachstum und die Fruchtbarkeit unerlässlichen Lebewesen in der Erde. Wie aus der Radiosendung "Grüne Chronik" vom 8.7.80 hervorgeht, sind Regenwürmer, die natürlichen Bodenbearbeiter, bereits rar geworden. Nun importiert man Regenwürmer aus Amerika, errichtet Farmen für ihre Zucht und verkauft sie dann für 4 Rappen pro Stück an die Landwirtschaft.

Umdenken

Unsere Landwirtschaft steht heute zwischen Hammer und Amboss. Die Produktionskosten sind sehr hoch und der Preisdruck der Abnehmer- und Konsumentenorganisationen gross. In dieser Situation sieht der Bauer nur noch die Flucht nach vorne — die Intensivwirtschaft. Das Resultat sind mit viel Chemie produzierte Nahrungsmittel, kranke Tiere, Produktionsüberschüsse und in der Folge Absatz- und Verwertungsschwierigkeiten. Allein das Auffangen der Milchüberschüsse kostet jeden Schweizer pro Jahr 100 Franken. Für eine 5köpfige Familie macht dies 500 Franken jährlich. Freilich müssen wir den Betrag nicht direkt auf den Tisch legen, man bezahlt ihn in Form von Steuern und höheren Preisen.

Diese Situation legt ein Umdenken nahe. Wenn der Landwirt seine Ausgaben für den Zukauf von Dünger, Futtermitteln, Medikamenten und für den Tierarzt erheblich senken würde, wenn er sich nicht mit teuren Einrichtungen, Aufstockungen und Silobauten hoch verschuldete, und wenn er kaum mehr Verluste für krankheitsbedingte Produktionseinbussen und Tierabgänge einkalkulieren müsste, dann könnten die Betriebskosten wesentlich niedriger gehalten werden. Und wenn der Konsument bereit wäre, für gute Nahrungsmittel etwas mehr zu bezahlen (das Geld liesse sich durch eine gesundheitsgerechte Lebensweise bei den Ausgaben für Arzt, Apotheke, Zahnarzt, Krankenversicherung und Genussmittel einsparen), dann dürfte die Rechnung auf beiden Seiten aufgehen. Vor 40 Jahren wendete man etwa 30% des Einkommens für Nahrungsmittel auf, heute sind es noch ganze 12%. In dieser Beziehung müssen auch die Konsumenten umdenken.

Das Umdenken ist eine unumgängliche Forderung der Gegenwart, wenn wir unsere Erde vor der Verwüstung bewahren wollen.

Um die Verantwortung der Kreatur gegenüber kommen wir nie und nimmer herum; sie bleibt als drohendes Gericht am Himmel stehen und wohl uns, gehen wir in uns, ehe es zu spät ist.

Manfred Kyber

Schlusswort und Orientierung

Mit diesem Buch überreichen wir dem verehrten Leser eine Anleitung für die von uns konzipierte kohlenhydrat- und säurearme Kost. Die theoretischen Erläuterungen zeigen die Richtlinien einer optimalen Ernährung und Lebensweise auf. Sie sollen Anstoss sein zum selber Beobachten und zum kritischen Denken. Nur wer sich aufgrund sachlicher Kenntnisse ein eigenes Urteil bilden kann, findet sich in den zahllosen Ernährungstheorien und Gesundheitsempfehlungen noch zurecht. Um mit der Thematik richtig vertraut zu werden, sollte man die einzelnen Kapitel mehrmals lesen.

Wir haben uns bemüht, die wesentlichen Themen verständlich zu besprechen. Damit sind freilich noch lange nicht alle Gesundheitsfragen behandelt. Da viele Ratsuchende unsere Zeit und Kraft sehr beanspruchen, ist die Bearbeitung der Literatur nur etappenweise möglich. Aufbauend auf dieser Grundanleitung werden wir eine vierteljährlich erscheinende Zeitschrift herausgeben. Darin sollen einzelne Gesundheits- und Krankheitsthemen von allgemeinem Interesse behandelt werden. Zudem soll sie die Leserschaft laufend über Beobachtungen an und Erfahrungen mit Patienten und über neu gewonnene Erkenntnisse und Forschungsergebnisse informieren. Für Küchenfragen ist ebenfalls ein Platz vorgesehen.

Besondere Aufmerksamkeit möchten wir der Beschaffung von natürlich produzierten Nahrungsmitteln schenken. Manche Produzenten von empfehlenswerten Erzeugnissen haben nämlich Mühe, diese zu verkaufen — und viele Konsumenten wissen nicht, wo solche erhältlich sind. Im weiteren sollen in der Vierteljahresschrift die jeweiligen Veranstaltungsprogramme und Neu-Erscheinungen bekanntgegeben werden. Wer an einer Probenummer, an weiteren Publikationen und am Besuch von Vorträgen und Kursen über gesunde Lebensführung und natürliche Krankenpflege, Gesundheits-Gymnastik und vegetative Atemschule interessiert ist, kann uns seine Adresse mit den entsprechenden Wünschen bekanntgeben.

Berufliche Ausbildung und Tätigkeit der Verfasser

Paul R. Schaub

Staatl. dipl. Physiotherapeut — Heilgymnast — Masseur

Staatl. dipl. Krankenpfleger (Diplome der Kantone Basel-Stadt und Zürich)

5 Jahre Tätigkeit im Kantonsspital Zürich:

Universitätsinstitut für physikalische Therapie (Rheuma-Klinik)
Prof. Dr. med. Veraguth und Prof. Dr.med. van Neergaard.
Medizinische Universitätsklinik, Prof. Dr.med. Löffler.

5 Jahre: Inselspital Bern, urologische Abteilung Prof. Dr. med. Wildbolz
      Bürgerspital Basel, medizinische Universitätsklinik, Prof. Dr.med. Staehelin.
      Bethesda-Spital Basel, chirurgische Abteilung. Salem-Spital Bern, chirurgische Abteilung
      (und Autopsien), Prof. Dr.med. Matti.

Krankenpfleger-Physiotherapeut in der Krankenanstalt Nidelbad, Rüschlikon, Dr. med.
H. Hoppeler, praktischer Ausbildungsleiter der Krankenpflege-Schule daselbst.

20 Jahre Inhaber und Leiter eines Heimes für Chronisch-Kranke und Rekonvaleszenten,
mit physikalischer Therapie (2 Sauna-Anlagen — Gymnastiksaal — Bäder — Bestrahlungen —
Solarium), Sternenstrasse 22, Zürich.

Besuch von zahlreichen Kursen, Seminarien und Lehrgängen auf dem Gebiete der Ernährungswissenschaft, der vegetativen Atemtherapie, der Bewegungslehre und Gymnastik im Ausland.

Praktische Mitarbeit in Kuranstalten bei Kuren nach Dr.med. F.X. Mayr, unter Leitung eines erfahrenen Mayr-Kurarztes. Kuren nach Rickli und Kneipp, sowie Fango- und Badekuren.

Milly Schaub

Ausbildung:
Hausmutterschule "Möschberg" / Bäuerinnenschule mit Ernährungslehre nach Bircher-Benner, Säuglingspflege, biologischem Gartenbau und Tierhaltung.

Staatl. dipl. Physiotherapeutin, Diplom Kanton Bern
Staatl. dipl. Fusspflegerin, Diplom Zürich und Bern
Kneipp-Therapie, Oberweid, St. Gallen
Vegetative Atemtherapie, Dr.med. V. Glaser, Freudenstadt BRD
Atem-Lösungsschule, Frau A. Schaarschuch, Krankengymnastin, Herschbach BRD
Atem-, Stimm- und Sprechbildung, Prof. Dr. Horst Coblenzer, Wien
Lehrgang für das Gastgewerbe, Wirtefachschule Belvoir, Zürich
Praktische Mitarbeit bei Kuren nach Dr.med. F.X. Mayr

Tätigkeit:
Kuranstalt Acquarossa (Fango- und Thermalbad)
Kuranstalt Schloss Steinegg (Schweiz. Verein für Volksgesundheit)
30 Jahre im eigenen Betrieb: Institut für physikalische Therapie und Gesundheitsgymnastik,
während 10 Jahren im angeschlossenen Heim für Chronisch-Kranke.

LITERATURANGABEN

Dr. med. F.X. Mayr

Fundamente zur Diagnostik der Verdauungskrankheiten. Erschienen 1921
Die verhängnisvolle Frage, "Wann ist unser Verdauungsapparat in Ordnung?" (vergriffen)
Darmträgheit — Verlag Neues Leben, Bad Goisern, A
Schönheit und Verdauung — Verlag Neues Leben, Bad Goisern, A

Dr.med. K. Schmiedecker
Untrügliche Zeichen der Gesundheit — Verlag Neues Leben, Bad Goisern, A (vergriffen)

Dr.med. Erich Rauch
Die Darmreinigung nach Dr.med. F.X. Mayr — Karl F. Haug-Verlag, Heidelberg

Dr.med. et Dr.phil.nat. Friedrich Sander, Frankfurt a.M.
Der Säure-Basenhaushalt des menschlichen Organismus
Die Darmflora in der Physiologie, Pathologie und Therapie des Menschen
     Beides Hippokrates-Verlag Marquardt & Cie, Stuttgart (vergriffen)

Dr.med. Wolfgang Lutz
Leben ohne Brot — Selectra-Verlag, Dr. Ildar Idris, Planegg vor München

Chemiker F. Koch
Gesellschaft für bessere Gesundheit.

Dr.med. Karl Rumler, Gmunden/Oberösterreich
"Das Vitamin-C und der Zitronenwahn"
Sonderdruck aus "Waerland Monatshefte" Nr. 2/1962

B, 12. 12. 1981

Liebe Frau Schaub,

wenige Wochen nach dem Beginn mit der „Schaub-Kost" war ich schmerzfrei. Ich nehme keinerlei Medikamente mehr. Ich fühle mich frisch, jung – wie neugeboren! Polyarthritis ist für mich kein Schreckgespenst mehr. Meine 12-jährige Tochter macht auch mit bei der „Schaub-Kost". Sie hat innert 2 Monaten 4 Kilos abgenommen u. ihre „Akne" zeigen sich nur noch bei gelegentlichen Abweichungen Ihrer Kost.

Wir danken Ihnen ganz herzlich.

Mit lieben Grüssen

Ihre Z. B.

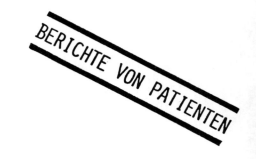

Z e u g n i s

Nachdem ich schon 1959 eine Bandscheiben-Operation zu überstehen
hatte, wurde ich 1966 neuerdings von diesem Leiden befallen. Ein
wochenlanger Klinikaufenthalt mit Streckbett und eine Kur in
Leukerbad brachten keine Linderung; sie bewirkten vielmehr, dass
ich keinen Schritt mehr allein gehen konnte. Nur eine neuerliche
Operation könne mir Heilung bringen, versicherten die Aerzte.

Ich sträubte mich - wie sich später herausstellte mit Recht -
dagegen, weil ich befürchtete, dass damit wohl eine vorübergehende
Besserung erreicht werde, nicht aber das Grundübel beseitigt sei.
In diesem Zustand suchte ich Herrn Schaub auf.

Mit der peinlich genauen Befolgung der Anweisungen, insbesondere
der Ernährungsanleitung von Herrn Schaub, besserte sich mein Befinden relativ rasch,und knapp 5 Wochen nach meinem Spitalaustritt
konnte ich meine Arbeit wieder im vollen Umfang aufnehmen.

Heute bin ich glücklich soweit, dass ich mich praktisch ohne Beschwerden bewegen kann. Mehrstündige Wanderungen und sogar Turn-
stunden in zweckmässiger Zusammenstellung bereiten mir keine Mühe
mehr. In den letzten drei Jahren nahm ich sogar am Ski-Marathonlauf
teil und bewältigte die 42,2 km lange Strecke jedesmal schneller,
zuletzt in 3 1/2 Stunden.

Als ich zu Herrn Schaub kam, litt ich neben den Rücken- und Ischias-
Schmerzen auch unter heftigem Schwitzen. Es war so schlimm, dass
mich Herr Schaub, während er die vom Arzt verordneten Heilmassagen
ausführte, immer wieder abtrocknen musste. Dieses lästige Uebel verlor sich ebenfalls in kürzester Zeit.

Eine solche Heilung muss doch wohl überzeugen.

Wetzikon, den 16. Mai 1973

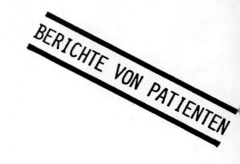

Z E U G N I S

Mit 20 Jahren erkrankte ich an einer schweren Polyarthritis.
Zwölf Jahre lang war das Leiden trotz ärztlicher Behandlung,
zahlreichen Medikamenten, Spritzen und 17 (siebzehn) Gelenk-
operationen an Händen, Füssen, Knie und Ellenbogen nicht aufzuhalten. Bereits war eine weitere Arm- und eine Hüftgelenk-
operation vorgesehen. Während 10 Jahren konnte ich nur halb-
tags arbeiten, und die entsetzlichen Schmerzen raubten mir
lange Zeit den Schlaf. Von den Medikamenten zeigten sich bereits ernsthafte Blutschädigungen. Das Leben war eine Qual
und die Aussichten für die Zukunft zum Verzweifeln.

In diesem hoffnungslosen Zustand wandte ich mich vor zwei
Jahren auf Anraten einer Bekannten an das Institut Schaub.
Durch die von Herrn Schaub empfohlene Ernährung ist meine
Krankheit zum Stillstand gekommen und mein Zustand sehr viel
besser geworden. Ich brauche seither keine Spritzenkuren
mehr, und die Operationen waren nicht mehr notwendig. Seit
acht Monaten kann ich sogar ganz auf Medikamente verzichten,
und seit mehr als einem Jahr arbeite ich wieder ganztags in
meinem Beruf als Laborantin in einem Spital. Inzwischen habe
ich mehrere bei Herrn und Frau Schaub hilfesuchende Patienten
kennengelernt, welche ebenso gute Erfolge mit der Schaub-Kost
haben wie ich. Wir fühlen uns alle dem Leben neu geschenkt.

M.F., Z.

Nachtrag 1982
Heute ist die ehemalige Patientin verheiratet und Mutter einer dreijährigen Tochter

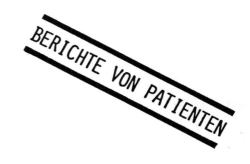

Z e u g n i s

Seit Monaten hatte ich harte Knoten in der Brust und starke
Schmerzen bis in den Oberarm. Auch im Unterleib hatte ich Entzündungen mit Ausfluss und Blutungen zwischen den Perioden.
Mein Arzt machte einen Abstrich und bestellte mich in 6 Wochen
wieder.

Ich hatte Angst vor einer Operation und konnte deswegen nicht
mehr schlafen. Eine Nachbarin, der ich von meinem Kummer erzählte, riet mir, mich an Frau Schaub in Zürich zu wenden. Ich
ging zu einer Beratung, und Frau Schaub empfahl mir einen Versuch mit ihrer Ernährung und eine Bittersalzkur. Ich befolgte
die Anweisungen genau, und nach einer Woche waren die Knoten in
der Brust und alle übrigen Beschwerden verschwunden. Auch meine
folgenden Perioden verliefen ganz normal ohne Schmerzen und
Zwischenblutungen.

Als ich dann nach 6 Wochen den Arzt wieder aufsuchte, sagte er,
es sei laut Untersuchungsbericht noch nichts bösartig, doch sei
der Zustand nicht unbedenklich in diesem Stadium. Ich bat ihn,
mich nochmals zu untersuchen, worauf er erstaunt feststellte,
dass nun alles in bester Ordnung sei und es vollkommen genüge,
wenn ich in einem Jahr wieder zu einer Kontrolle komme.

Zu Frau Schaub ging ich noch einige Male zu einer Atem-Lösungs-
behandlung, wobei sie jeweils meinen Zustand kontrollierte. Seither bin ich wieder ganz gesund und schlafe sehr gut. Ich danke
Frau Schaub für ihre Hilfe und möchte sie jedermann empfehlen.

Laupen, den 15. Mai 1973

Nachtrag 1982
Der Frau geht es gut, Knoten in der Brust und Entzündungen sind nicht mehr aufgetreten.

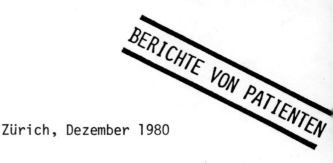

Zürich, Dezember 1980

Von klein auf litt ich fast ständig unter Schmerzen in den Schultern, die mich beim Hochheben der Arme behinderten oder dies oft sogar verunmöglichten. Zudem waren Hals-, Ohren- und Zahnschmerzen an der Tagesordnung. Mit 6 Jahren hatte ich eine akute Blinddarmentzündung mit Operation. Als ich 16 Jahre alt war, mussten alle oberen Zähne gezogen werden, da sie total vereitert waren. 1940, 1944 und 1945 war ich mehrere Monate in Davos und Leysin wegen beginnender Augentuberkulose.

Mit 19 Jahren liess ich meine Krampfadern operieren. Doch kurze Zeit später traten neue auf. Sie verursachten erhebliche Schmerzen und wurden über viele Jahre hin mit Spritzen und Zinkleimverbänden behandelt.

Mit 35 Jahren traten heftige Unterleibsschmerzen mit eitrigem Ausfluss auf. Längere Behandlungen beim Frauenarzt brachten nur eine vorübergehende Besserung.

Zwischen meinem 38. und 46. Lebensjahr nahm mein Gesundheitszustand bedenkliche Formen an. Ich war in dieser Zeit oft bei mehreren Aerzten gleichzeitig in Behandlung. Es bemühten sich um mich:

mein Hausarzt über viele Jahre wegen Venenentzündungen und offenen Beinen, die Beine waren dick geschwollen!

zwei Spezialärzte für Rheuma und Gelenkleiden über mehrere Jahre wegen Discopathie Hexenschuss und heftigen Schmerzen in den Hüften, Knien, Schultern und Händen (Medikamente, Spritzen, physikalische Therapie und Streckbett);

ein Orthopäde: Hallux-Operation und lange Zeit Entzündungen an den operierten Stellen;

die dermatologische Poliklinik über Jahre wegen Ekzemen an den Beinen und am Rumpf;

zwei Frauenärzte über mehrere Jahre wegen chronischer Gebärmutterentzündung;

ein Herzspezialist während drei Jahren wegen neurovegetativen Herzstörungen (es wurden immer neue Medikamente ausprobiert);

ein Magenspezialist wegen Schluckbeschwerden und Krämpfen in der Speiseröhre;

zwei Ohren-, Nasen- und Halsärzte über Jahre wegen chronischen Ohrenschmerzen, Mittelohrentzündungen, sich oft wiederholenden katarrhalischen Erkrankungen, wie Angina, sowie wegen einer Stinknase mit Geruchssinnverlust; meine Nase war riesen gross, verschwollen und in der Farbe rotblau/violett mit schwarzen Punkten, obwohl ich kaum Alkohol konsumierte;

eine Psychiatrin, die ich aus Verzweiflung über meinen Gesundheitszustand und aus Angst vor Invalidität und deren Folgen aufsuchte.

Während zwei Jahren liess ich mich von einer Beraterin in einem Reformhaus über neuzeitliche Ernährung informieren und bemühte mich sehr, von dieser Seite her meinen Zustand etwas zu verbessern, jedoch ohne den geringsten Erfolg. Ich hatte eher das Gefühl, dass es durch die Reformernährung noch schlimmer wurde.   Fortsetzung →

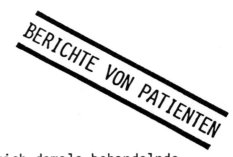

Als bei mir mit 46 Jahren die Periode aussetzte, fand der mich damals behandelnde Frauenarzt, das sei noch zu früh. Er verschrieb mir die Antibaby-Pille, ohne auf meine Krampfadern zu achten. Gefäss-Stauungen und ein Kreislaufkollaps waren die Folge, weswegen ich wieder den Hausarzt bemühen musste.

Die Hilflosigkeit der Mediziner gegenüber meinen immer schlimmer werdenden Leiden bewirkte, dass mein ursprünglich grenzenloses Vertrauen in die ärztliche Kunst vollkommen schwand. Ich gab aber den Wunsch auf eine Besserung meines Gesundheitszustandes nicht auf, sondern suchte weiter. Unter anderem hörte ich einen Vortrag von Herrn Schaub, der mich beeindruckte und in mir Vertrauen erweckte. Zu jener Zeit machten mir Rücken- und Gelenkschmerzen am meisten zu schaffen: ich musste jeweils morgens auf allen Vieren aus dem Bett kriechen.

Ich meldete mich also bei Herrn Schaub zur Beratung und Behandlung an mit der Hoffnung, vielleicht eine Linderung meiner Rheumabeschwerden zu erzielen. Zu meinem nicht geringen Erstaunen wurde ich, neben Wärmeanwendungen und Massage, auf eine einfache, für mich jedoch neuartige Ernährungsweise gesetzt. Diese war weitgehend das Gegenteil dessen, was mir die Beraterin im Reformhaus empfohlen hatte.

Schon nach kurzer Zeit ging es mir besser und nach wenigen Monaten war ich beschwerdefrei. Nicht nur die Rücken- und Gelenkschmerzen waren verschwunden, sondern alle andern Uebel auch. Die Beine heilten zu, es gab keine Venenentzündungen mehr, das Ekzem verschwand, ebenso der Ausfluss, die Unterleibsschmerzen, die Schluckbeschwerden und das Ohrenweh. Die früher regelmässigen Katarrhe und Halsentzündungen meldeten sich nie wieder. Meine Nase wurde allmählich kleiner und nahm eine normale Form und Farbe an. Zudem verbesserten sich mein Aussehen und meine Figur auffallend, einige überflüssige Pfunde schmolzen mühelos dahin.

Nach vier Jahren Schaub-Kost machte ich mit der MIGROS-Klubschule eine einwöchige Hochgebirgstour auf über 3000 m bei Sonne, Regen und Schnee. Mit Genugtuung stellte ich fest, dass ich als älteste Teilnehmerin die Tour am besten bewältigte.

Am 13. September 1967, also vor 13 Jahren, bin ich als Elendsbündel zum ersten mal ins Institut Schaub gekommen. Heute bin ich eine gesunde, voll arbeitsfähige, lebensfrohe Frau und bekomme mit meinen bald sechzig Jahren des öftern Komplimente für mein gutes Aussehen, mein fröhliches Wesen und meine Leistungsfähigkeit. Die kohlenhydrat- und säurearme Kost halte ich gerne ein, weil ich erfahren habe, dass Abweichungen davon unweigerlich die alten Beschwerden wieder aufkommen lassen. Ich will meine endlich erworbene Gesundheit nicht mehr gegen Schmerzen und Depressionen eintauschen.

Hervorheben möchte ich noch, dass ich periodisch vom Institut Schaub veranstaltete Kurse für natürliche Gesundheitspflege besucht habe. Diese waren eine zusätzliche Hilfe bei der Ernährungsumstellung. Zudem lernte ich, wie man die Folgen gelegentlicher Diätfehler auf einfache, aber sehr wirkungsvolle Weise beheben kann. Die Kurse dienen der Erweiterung der Kenntnisse und fördern den Durchhaltewillen und das Verständnis für die wichtigen Zusammenhänge zwischen Ernährung und Gesundheit. Dies vor allem auch, weil Herr und Frau Schaub ihre umfassenden Studien ständig weiterführen und die entsprechenden Informationen weitergeben. Ich möchte an dieser Stelle dem Ehepaar Schaub für ihre Hilfe herzlich danken und hoffe, dass ihr grosses Wissen und Können noch viele andere Leidende zur Gesundheit führen wird.

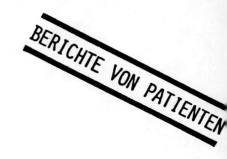
BERICHTE VON PATIENTEN

BERICHT

Patientin: Frau H.F., geb. 1925, 8610 Uster
Behandlungsbeginn: 30.5.1973

*Im Herbst 1972 bekam ich dicke, geschwollene Finger und auch der Handrücken und die Sehnen-
ansätze waren geschwollen. Ich ging zu einem Internisten in Uster und liess mich gründlich untersuchen. Der Befund, Blut und Wasser seien in Ordnung, befriedigte mich nicht. Nachts um ein Uhr
bekam ich jeweils sehr heftige Krämpfe in der linken Hand, den ganzen Arm hinauf und bis ins Herz
hinein. Die Schmerzen dauerten 2–3 Stunden und waren so heftig, dass ich aufstehen musste. Am
Morgen war ich immer total erschöpft.*

*Jede Woche ging ich zum Arzt. Es geschah jedoch nichts Entscheidendes, ausser Indocid und Rheuma-
tabletten einnehmen. Meine Schmerzen in der Nacht wurden immer unterträglicher. Nach 5 Wochen
wechselte ich den Arzt und suchte einen Spezialisten in Zürich auf. Dieser untersuchte mich nochmals
gründlich. Die Diagnose: primäre Polyarthritis. Er erklärte mir, mein Körper produziere ein Gift, das
den Zellkern zerstöre. Ich müsse die Krankheit annehmen und mit ihr leben.*

*Ich war zu Tode erschrocken. So etwas Schlimmes hatte ich also. Bei den argen Schmerzen und der
Auswegslosigkeit meiner Leiden dachte ich manchmal ans Sterben. Der Arzt verschrieb mit Prednison,
Indocid und Caliumchlorid. So viele Medikamente musste ich einnehmen! Die Schmerzen waren zwar
erträglicher, aber die Hände wurden ganz hart und steif, ich hatte kein Gefühl mehr in den Fingern.
Ohne die Medikamente aber kamen die Krämpfe sofort wieder.*

*Nach 4 Monaten hielt ich es nicht mehr aus. Ich meldete mich in der Bircher-Benner-Klinik in der
Hoffnung, dort vielleicht homöopathische Medikamente zu bekommen, die nicht so unangenehme
Nebenwirkungen haben würden. Doch die Ärztin sagte, bei dieser schweren Krankheit könne sie auch
nichts anderes geben, sie könnte die Verantwortung dafür nicht übernehmen. Das war eine nieder-
schmetternde Antwort für mich. In meiner Verzweiflung ging ich zur Kur nach Leukerbad. Das Wasser
tat mir gut, heilte aber nicht.*

*In einer schlaflosen Nacht kam mir der Gedanke, zu Herrn Schaub zu gehen. Ich hatte vor mehreren
Jahren einmal einen Vortrag von ihm gehört. Herr Schaub riet mir zu einer kohlenhydrat- und säurearmen Ernährung. Das war etwas anderes als Essigwasser mit Honig, was ich 8 Jahre lang jeden Tag
getrunken hatte. Ich hielt mich ganz genau an die Schaub'schen Anweisungen. **Schon am 4. Tag
konnte ich ohne Medikamente auskommen.** Mir fiel ein Stein vom Herzen. Wohl bekam ich gelegentlich noch leichte Krämpfe, doch wenn ich einen Kamilleneinlauf machte, waren sie erträglich. Herr
Schaub machte mir noch Lockerungs-Massagen. Das war jedesmal ein herrliches Gefühl nachher. Nach
6 Monaten war ich vollständig beschwerdefrei.*

*Bei der Diät reduzierte sich mein Gewicht von 68 auf 57 kg, und meine allzu dicken Beine wurden
schlank. Damit wurde mir ein grosser Wunsch erfüllt. Ich möchte Herrn Schaub und seiner Frau
meinen grössten Dank aussprechen für ihre Bemühungen. Was hätte ich getan ohne ihre Hilfe? Die
Gelenkkrankheit wäre weiter fortgeschritten und ich wäre vielleicht invalid geworden.*

Uster, den 7. Januar 1974

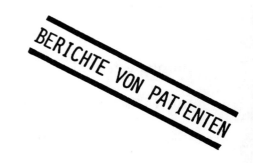

Zürich, den 15. Dezember 1974

Sehr geehrte Herr und Frau Schaub,

Ich habe das aufrichtige Bedürfnis, Ihnen, liebe Herr und Frau Schaub, einmal mehr ganz herzlich zu danken für all das Viele und Gute, das ich von Ihnen beiden in den letzten acht Monaten erfahren durfte. Ich fühle mich, seitdem ich mich gewissenhaft an Ihre Ernährungsregeln halte, so wohl und fit wie nie zuvor!

Jahrelang litt ich an Verdauungsstörungen, Durchfällen und Blähungen, was oft zu heftigsten, äusserst schmerzhaften Koliken Anlass gab. Die Ärzte befürchteten jedesmal einen erneuten Darmverschluss (eine Dünndarmresektion von 1,30 m habe ich 1942 zum Glück überstanden), gaben mir Medikamente und rieten mir immer wieder, einfach mit dem Essen vorsichtig zu sein und vor allem blähendes Gemüse wegzulassen. An das habe ich mich seit der Operation ohnehin gehalten, habe dafür vor den Mahlzeiten die als so wertvoll angepriesenen rohen Salate gegessen und glaubte, mit all den Vollkornprodukten mich besonders gesund zu ernähren. Die Schmerzen und Koliken traten aber trotzdem immer wieder auf, und ich wusste bald nicht mehr, was ich essen sollte und was nicht.

So kam ich zu Ihnen und hörte zum ersten Mal von der kohlenhydrat- und säurearmen Ernährung. Welch ein Glück — endlich eine klare und gerade Linie!

Ich war fest entschlossen, mich genau an Ihre Anweisungen zu halten, habe Ihrer langjährigen Erfahrung volles Vertrauen geschenkt und mich konsequent an Ihre Ernährungsreform gehalten — mit grossartigem Erfolg! Innert kürzester Zeit wurden meine Darmentleerungen regelmässig und normal. Keine Gährungen, keine Blähungen, keinerlei Schmerzen mehr — überflüssige Fettpölsterchen an Hüften und Oberschenkeln sind nebenbei verschwunden; Kopfweh, Müdigkeit, Stauungen in den Beinen, gelegentliches Zahnfleischbluten, schlaflose Nächte kenne ich auch nicht mehr. Es ist einfach wunderbar! Dank Ihrer Erkenntnis der kohlenhydrat- und säurearmen Ernährung, Ihrer Gymnastik und Einführung in die Atem-Lösungsschule fühle ich mich wie neu geboren!
Ihnen beiden meinen aufrichtigsten, herzlichsten Dank — möge Ihnen weiterhin soviel Erfolg bei all Ihren Patienten beschieden sein.

Ich wünsche Ihnen eine frohe, gesegnete Weihnachtszeit und viel Freude und Glück im neuen Jahr.

Ihre dankbare B.G.

Nachtrag 1982

Die Frau befindet sich bei bester Gesundheit, es sind keine Darmstörungen mehr aufgetreten.

Inhaltsverzeichnis

RICHTLINIEN FÜR DIE KOHLENHYDRAT- UND SÄUREARME ERNÄHRUNG